DE LA

RÉUNION PAR PREMIÈRE INTENTION

HISTOIRE ET DOCTRINES

Mémoire couronné par la Société de Chirurgie de Paris
2ᵐᵉ Prix GERDY 1882.

PAR

Le Dr CAUVY (d'Agde)

Médecin (Expulsé) des Hôpitaux de Béziers
Deux fois lauréat de la Société de Chirurgie de Paris,
Trois fois lauréat de la Faculté de Médecine de Montpellier,
Lauréat des Hôpitaux,
Correspondant de l'Académie des Sciences et Lettres de Montpellier, etc.
Officier d'Académie.

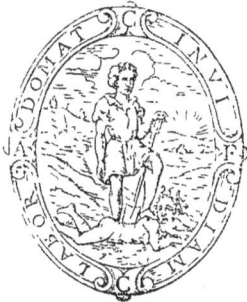

MONTPELLIER
CAMILLE COULET, Libraire-Éditeur
LIBRAIRE DE LA BIBLIOTHÈQUE UNIVERSITAIRE, DE L'ÉCOLE D'AGRICULTURE ET DE
L'ACADÉMIE DES SCIENCES ET LETTRES,
GRAND'RUE, 5.
PARIS
A. DELAHAYE & E. LECROSNIER, Libraires-Éditeurs
Place de l'École-de-Médecine.
1882.

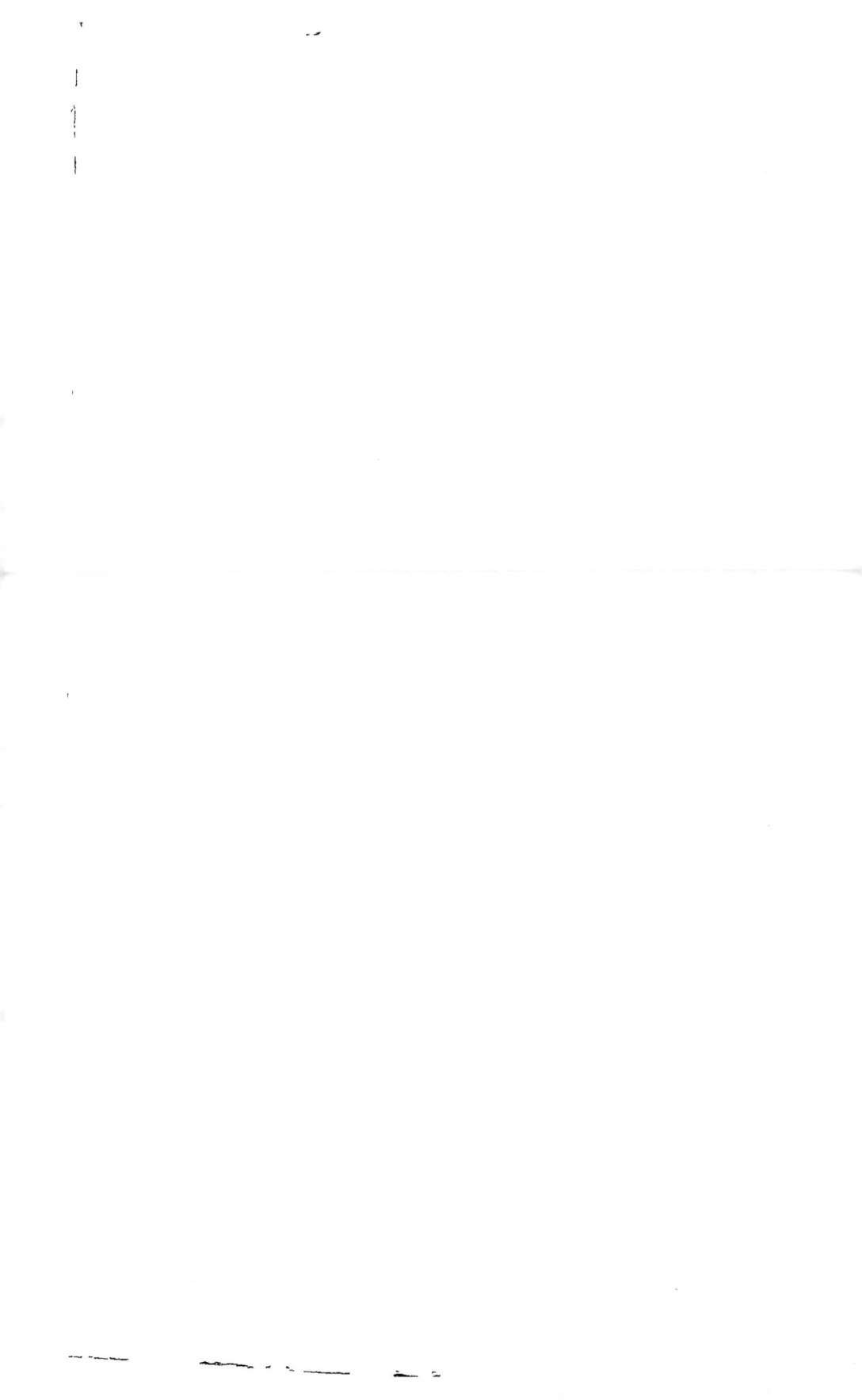

DE

LA RÉUNION PAR PREMIÈRE INTENTION

—

HISTOIRE ET DOCTRINES

PUBLICATIONS DE L'AUTEUR

1. **Clinique Syphilitique** de l'Hôtel-Dieu Saint-Éloi. Compte rendu de l'année 1864-65. *Montpellier médical.* 1865.

2. **Considérations** sur l'étiologie de l'atrophie musculaire progressive. *Montpellier médical.* 1865.

3. **Clinique d'accouchements.** Compte rendu de l'année 1866-67. *Montpellier médical,* 1867.
   Couronné par la Commission administrative des Hôpitaux. (Trousse d'honneur.)

4. **Clinique chirurgicale.** Compte rendu de l'année 1868. *Montpellier médical.* 1868.

5. **Des fractures du crâne.** Thèse de Doctorat, de 200 pages. 1869.
   Couronné par la Faculté de Médecine. (Prix du Dr Fontaine : 500 fr.)

6. **Des principes généraux** du traitement des arthropaties. Thèse de concours d'agrégation. 1869. (Section de chirurgie et d'accouchements)

7. **Grossesse gémellaire.** Insertion vicieuse du placenta sur le col ; avortement à six mois. Observations et réflexions. *Montpellier médical.* 1870.

8. **Gangrène de la jambe** survenue pendant la convalescence d'une fièvre typhoïde chez un enfant de 11 ans. Amputation de la cuisse. Guérison. Observations et réflexions. *Montpellier médical.* 1870.

9. **Ligature de la carotide primitive.** Observations et réflexions. *Montpellier médical.* 1872.

10. **Cas remarquables de dystocie.** Observations et reflexions. *Montpellier médical.* 1873.

11. **Relation de plusieurs cas de fièvre puerpérale.** Observation et réflexions. *Montpellier médical.* 1873.

12. **Engorgement et inflammation herniaire.** Ponction abdominale et herniaire. Guérison. Observation et réflexions. *Montpellier médical.* 1873.

13. **Lipome sous-péritonéal.** *Montpellier médical,* avec planche. 1874

14. **Observation de Cystotomie.** *Montpellier médical.* 1875.

15. **Dystocie.** Avortement Observation et reflexions. *Montpellier médical.* Juin 1876.

16. **De l'action de l'air sur les plaies.** Mémoire présenté à la Société de Chirurgie de Paris. 1876.

17. **De la Pneumocèle traumatique.** Mémoire couronné par la Société de Chirurgie de Paris. 1879.

DE LA

RÉUNION PAR PREMIÈRE INTENTION

HISTOIRE ET DOCTRINES

Mémoire couronné par la Société de Chirurgie de Paris
2me Prix Gerdy 1882.

PAR

Le Dr CAUVY (d'Agde)

Médecin (Expulsé) des Hôpitaux de Béziers
Deux fois lauréat de la Société de Chirurgie de Paris,
Trois fois lauréat de la Faculté de Médecine de Montpellier,
Lauréat des Hôpitaux,
Correspondant de l'Académie des Sciences et Lettres de Montpellier, etc.
Officier d'Académie.

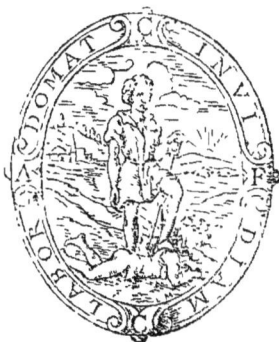

MONTPELLIER

CAMILLE COULET, Libraire-Éditeur
LIBRAIRE DE LA BIBLIOTHEQUE UNIVERSITAIRE, DE L'ÉCOLE D'AGRICULTURE ET DE
L'ACADÉMIE DES SCIENCES ET LETTRES,
GRAND'RUE, 5.

PARIS

A. DELAHAYE & E. LECROSNIER, Libraires-Éditeurs
Place de l'École-de-Médecine.
1882.

Extrait du MONTPELLIER MÉDICAL

Février, Mars et Avril 1882.

Montp llier — Typogr BOEHM et FILS.

A Monsieur le Professeur BOUISSON

DOYEN HONORAIRE DE LA FACULTÉ DE MÉDECNE DE MONTPELLIER,

CORRESPONDANT DE L'INSTITUT.

Imbu des idées doctrinales de l'École de Montpellier, et m'inspirant des leçons de mes maîtres de l'Hôtel-Dieu Saint-Éloi, j'ai écrit ce travail pour répondre à l'appel de la Société de Chirurgie de Paris.

Je suis heureux qu'en le récompensant, cette docte et très compétente Compagnie l'ait rendu digne d'être offert à tous ceux qui m'ont fait ce que suis, et particulièrement au Doyen vénéré, au savant Professeur et à l'habile Chirurgien qui, depuis l'époque de mon internat jusqu'à ce jour, a bien voulu m'honorer de son amitié et de son estime.

Mars 1882.

LA RÉUNION PAR PREMIÈRE INTENTION

—

HISTOIRE ET DOCTRINES

En présence d'une plaie récente, quels que soient son siège, son étendue, la nature des tissus intéréssés, le rôle du chirurgien se trouve tout indiqué par un phénomène qui apparaît à peu près constamment: c'est l'écartement des bords de la solution de continuité. Aussi, dès les temps les plus reculés jusqu'à nos jours, l'indication de réunir a-t-elle apparu au praticien comme la principale, sinon la plus utile.

Réunir, c'est-à-dire rapprocher et maintenir en contact les lèvres de la plaie, tel est donc le premier rôle du chirurgien. Il lui appartient ensuite d'aider et de protéger la nature dans le travail qui lui est dévolu et qui consiste, ainsi que l'a écrit Boyer[1], en cette opération vitale par laquelle les lèvres d'une plaie, réunies, contractent ensemble des adhérences solides et des rapports organiques semblables à ceux qui existaient entre ces mêmes parties avant leur solution de continuité.

Quand les efforts du chirurgien et le travail de la nature aboutissent à une adhésion primitive et exempte de suppuration des lèvres de la plaie, on obtient ce que l'on a désigné sous le nom de réunion par première intention.

C'est ce mode de réunion des plaies dont nous avons à écrire l'histoire, et dont nous aurons à discuter les doctrines.

PREMIÈRE PARTIE

HISTORIQUE.

Il est toujours difficile et souvent impossible, quand on écrit l'histoire d'une des grandes méthodes de thérapeutique chirurgicale, d'établir d'une manière précise l'époque de son apparition sur la scène médicale.

Préparée de longue main par certains chirurgiens, ouvriers souvent inconscients qui ont apporté, soit directement, soit indirectement, leur pierre à l'édifice, telle méthode apparaît un jour, présentée par un praticien plus habile, qui a su rassembler les matériaux épars et qui parvient ainsi à édifier une œuvre qui illustre son nom.

C'est ainsi que la réunion par première intention a apparu à la fin du xviii° siècle, sous les auspices de John Bell, après avoir été préparée par les travaux de la plupart des chirurgiens anciens.

Aussi, dans l'exposition historique qui va suivre, nous a-t-il paru utile et important de diviser notre travail en trois chapitres bien distincts, correspondant chacun à une période historique bien définie.

Dans un premier chapitre, nous comprendrons une très longue période de temps, pendant laquelle nous verrons les chirurgiens s'efforcer de faire adopter les pansements rares et simples, en même temps que nous aurons à signaler l'apparition, sur la scène chirurgicale, du moyen hémostatique qui seul pouvait permettre l'application de la réunion par première intention au traitement des plaies qui succèdent aux grandes opérations. Nous prouverons ainsi que Celse, Galien, Ambroise Paré, Magatus, et les membres de l'Académie de Chirurgie préparèrent l'œuvre que les chirurgiens anglais de la fin du xviii° siècle eurent la gloire d'édifier.

Après cette période de préparation nous mentionnerons, dans un deuxième chapitre, toutes les luttes scientifiques que la réunion immédiate a suscitées au sein des Écoles et des Sociétés savantes.

Enfin, dans un dernier chapitre, nous verrons comment, pendant la période contemporaine, les chirurgiens, mieux éclairés sur les phénomènes intimes du processus adhésif et connaissant bien la cause des accidents qui peuvent compliquer les grandes opérations, ont su apprécier les avantages de la réunion immédiate et la reconnaître comme une des meilleures méthodes de synthèse chirurgicale.

CHAPITRE PREMIER.

HIPPOCRATE. — HUNTER.

Pendant cette longue période de temps, la réunion par première intention, observée par la plupart des auteurs dans les cas de plaie simple, n'est l'objet d'aucune étude spéciale; — seul, parmi les anciens chirurgiens, Galien mentionne la réunion par première intention et discute son mécanisme. — Aussi, en signalant les œuvres des anciens, notre but a-t-il été de montrer comment ils eurent à lutter pour obtenir que les chirurgiens subordonnassent leur rôle à celui de la nature médicatrice, en pansant les plaies aussi simplement et aussi rarement que possible, et combien fut longue et laborieuse l'adoption du moyen hémostatique qui seul pouvait favoriser et permettre une réunion rapide et exempte de suppuration.

Hippocrate, à qui il faut toujours remonter quand on fait l'historique d'une question chirurgicale, était trop profond observateur pour n'avoir pas remarqué que toutes les fois qu'une solution de continuité d'une certaine étendue avait été produite, il se présentait deux phénomènes : le premier consistant dans l'écartement des bords de la plaie, le second caractérisé par ce fait que les surfaces vulnérées tendaient à se réunir et à se cicatriser aussitôt que leurs bords étaient rapprochés, ou se tenaient par quelques points de leur étendue.

Aussi, fidèle à ce précepte, proclamé plus tard par Bacon : *Natura non imperatur nisi parendo*, il conseille de seconder la nature en l'aidant quand elle suit une marche utile, et de la pousser, au contraire, soit avec douceur, soit avec violence, vers les voies qu'elle devrait suivre quand elle s'écarte de la bonne voie. De là aussi ses préceptes sur l'utilité et la pratique de la réunion qui répond à la double indication que présentent les plaies : ce moyen s'oppose, en effet, à l'écartement des bords de la plaie, en même temps qu'il favorise le travail de cicatrisation.

Hippocrate ignorait complètement l'emploi de la ligature comme moyen hémostatique.

Celse [1] continua l'œuvre d'Hippocrate. Plus explicite que lui, il conseille la réunion après les opérations et vante les avantages des sutures et des boucles comme moyen de contention et de synthèse; — mais avant de réunir, il considère comme très important de purger la plaie de tous les corps étrangers qui pourraient empêcher le travail d'agglutination. Parmi ces corps étrangers, il désigne d'une manière toute particulière le sang, qui, restant entre les parties vulnérées, peut se convertir en pus et favoriser la production de phénomènes inflammatoires.

Le chirurgien romain indique aussi les précautions qu'il faut prendre pour éviter les accidents qui peuvent compliquer les plaies, et parmi ceux-là il mentionne surtout la gangrène, dont l'apparition peut obliger le praticien à recourir à l'amputation. A l'occasion de cette opération on trouve, dans le Traité de Celse, des préceptes aussi sages qu'éminemment pratiques.

Ces préceptes, diversement interprétés par les historiens qui ont étudié le livre de Celse, rappellent ceux que nous suivons aujourd'hui. Ainsi, le lieu d'élection étant choisi à la limite de ce qui est mort et de ce qui est vivant, en empiétant de préférence sur ce dernier, Celse conseille de relever la peau vers le

---

[1] *De Re medica*, édit. de J. Vallart. Paris, 1872, in-12, lib. V, cap. III., sect. VI, pag 264.

haut du membre, afin d'en conserver le plus possible; l'os doit être ensuite dénudé au-dessus de la section des chairs, dans le but de le scier plus haut que ce point, et d'en éviter la saillie consécutive; enfin, la peau doit être ramenée sur le moignon afin de le recouvrir et d'obtenir la réunion. Quant au pansement, on doit le faire comme celui des plaies simples.

Le professeur L. Boyer [1], commentant le texte de Celse, a écrit que ce chirurgien connaissait la réunion immédiate et qu'il employait aussi la ligature des artères comme moyen hémostatique.

Beaucoup d'historiens ne partagent pas l'opinion du savant professeur de Montpellier, et pensent, avec raison, que le chirurgien romain ne faisait la ligature des artères que dans les cas de plaie simple. Celse recommandait, en effet, dans les cas où les moyens hémostatiques ordinaires ne suffisaient pas, d'étreindre le vaisseau entre deux ligatures placées, l'une au-dessus, l'autre au-dessous de la blessure.

Archigène, qui a reproduit très exactement les préceptes de Celse, est très explicite à cet égard. Parlant de la ligature des vaisseaux, il recommande seulement de lier ceux qui se rendent à la partie qui doit être retranchée : « Laqueo igitur constringinda vel consuenda vasa sunt, ad partem secadam ferentia, et in aliquibus totum membrum deligendum est, frigidaque aspergendum [2]. »

Galien, qui connaissait parfaitement les hémorrhagies traumatiques ainsi que les moyens qu'il fallait leur opposer, mentionne aussi la ligature des artères; mais, à l'exemple de Celse, il n'appliquait ce moyen que dans les cas de blessure simple, intéressant la continuité d'un membre.

Partisan de la réunion, Galien conseille l'application de bandages, quand la plaie est légère; l'association des sutures et

---

[1] L. Boyer : *Chirurgie*, in *Diction, encycl. des Sciences médicales*, tom. XVI, pag. 191.

[2] In *Græc. Chirurg.*, édit. Cocchi. Florence, 1754, fo 150.

des bandages quand la blessure est assez considérable. Enfin, le
premier parmi tous les chirurgiens, il discute le mode qu'emploie
la nature pour opérer la réunion des parties divisées. C'est ainsi qu'il
reconnaît que tantôt la réunion a lieu par première intention, les
parties se réunissant au moyen d'un médium homogène et
semblable à elles-mêmes, tantôt suivant la seconde intention.

« Porro bifuriam simul manent quæ commissa sunt, écrit-il,
»cum alia per se, alia ope aliorum maneant ; per se quidem,
»quæcumque secum concrescunt, ac coalescunt, aliorum ope, et
»quæ colligantur , et quæ glutino aliquo tenentur unionem
»priorem communiter appellant medici, quoniam talis unio a
»medico principaliter intenditur ; vellet enim partes omnes et
medio homogeneo, ac simili coalescere ; alteram vero secundum
»intentionem secundam, quoniam cum non semper possibilis sit
»prior unio, hæc ab eo secundario quæritur.»

Les sages préceptes d'Hippocrate, de Celse et de Galien
étaient complètement oubliés et la pratique la plus barbare pré-
valait, quand *Ambroise Paré*, aidé par le hasard et bien inspiré
par son génie chirurgical, vint bouleverser les doctrines régnantes.

Il a mérité le titre de bienfaiteur de tous les opérés, en enseignant que les plaies par armes à feu peuvent et doivent être considérées comme étant de même nature que les autres plaies, et
qu'elles ne nécessitent pas conséquemment le procédé barbare
de la cautérisation. Il est considéré aussi comme le Père de la
chirurgie moderne , parce qu'il a été le premier à conseiller
l'application de la ligature sur les extrémités des vaisseaux de
la surface des moignons, et qu'il est prouvé aujourd'hui que la
réunion et la ligature ont permis tous les progrès scientifiques
et pratiques dont nous bénéficions aujourd'hui.

On sait comment Ambroise Paré fut conduit à rejeter la
cautérisation comme moyen modificateur des plaies produites par
les armes à feu. C'était en 1536 : Paré faisait sa première cam-
pagne chirurgicale quand, après avoir amputé un grand nombre
de blessés, il eut le regret de voir manquer l'huile bouillante, et
par suite de ne pouvoir cautériser certains opérés. Très anxieux,

il attendit le lendemain et constata alors que les plaies qui n'avaient pas été cautérisées étaient dans de meilleures conditions que celles qui avaient été traitées par l'huile bouillante. Paré comprit et sut renoncer à une pratique que tous les chirurgiens de son époque suivaient sans aucune contestation. Quelques années plus tard, en 1545, parut son premier ouvrage, qui, quoique tout petit et d'allure modeste, devait changer entièrement les doctrines universellement adoptées.

C'est en 1551 que Paré, revenu à l'armée, fit l'application de la ligature sur les extrémités des vaisseaux à la surface des moignons, et c'est ainsi qu'en simplifiant les plaies résultant des grandes amputations, en recommandant de les panser comme les plaies simples, et surtout en dotant la chirurgie du moyen hémostatique le plus sûr et le plus simple, ce grand chirurgien permit l'application de la réunion aux grandes plaies.

Malheureusement, ces préceptes éminemment pratiques ne passèrent pas tout de suite dans la chirurgie. Aussi voyons-nous *Magatus*[1] s'élever contre la pratique de ses contemporains et proscrire les onguents, les tentes, les bourdonnets, qui servaient à enrayer le travail de la cicatrisation. Considérant le pus comme un topique utile, il conseille de ne renouveler les pansements que le plus rarement possible.

En 1731, l'Académie de Chirurgie voulut combattre les mêmes errements thérapeutiques, et fit appel aux chirurgiens de cette époque, afin d'élucider la question si importante et si pratique du pansement des plaies. C'est ainsi que parurent les mémoires de Lecat[2] et de Pibrac[3], où l'on retrouve les préceptes de l'école d'Hippocrate et les recommandations de Magatus.

Malheureusement, l'Académie de Chirurgie, favorable au pansement rare des plaies, n'accorda par la même attention et les

---

[1] *De rara medicatione vulnerum, seu de vulneribus rara tractandis*, 1616.

[2] Lecat ; *Prix de l'Académie de Chirurgie*, tom. I.

[3] Pibrac ; *Mémoires de l'Académie de Chirurgie*, tom. IV.

mêmes faveurs aux moyens qui, seuls, pouvaient favoriser la réunion des plaies ; nous voulons parler de la ligature des artères et des sutures.

On sait, en effet, par le trop fameux mémoire de Pibrac[1] contre les sutures, quelle était l'opinion des chirurgiens qui composaient cette docte Compagnie.

Quant à la ligature des artères, il suffit de lire l'ouvrage que nous a laissé J.-L. Petit, pour bien connaître quel était, à cet égard, le sentiment des praticiens de cette époque.

J.-L. Petit[2], qui fut un des plus grands chirurgiens du xviiie siècle, partagea les appréhensions de ses contemporains contre la ligature des vaisseaux et lui préféra la compression. C'est ainsi qu'après avoir reconnu les progrès réalisés par la pratique d'Ambroise Paré, il ajoute que parmi les moyens hémostatiques, la compression est la seule qui lui paraît le plus efficace. « Après l'examen que je viens de faire[3] des moyens d'arrêter le sang, écrit-il, il paraît qu'il n'est pas difficile de se déterminer sur le choix ; la compression mérite sans doute la préférence. Les absorbants sont insuffisants pour les grandes hémorrhagies ; les styptiques et les escharotiques causent beaucoup de douleurs ; ils détruisent les parties, découvrent quelquefois les os, et l'on court risque de voir couler le sang une seconde fois à la chute des eschares ; il est vrai qu'on se rend plus maître du sang lorsqu'on se sert de la ligature ; mais elle cause de grandes douleurs, des mouvements convulsifs et quelquefois la convulsion du moignon. »

On aurait pu répondre à Petit que ces inconvénients et ces dangers de la ligature reconnaissaient pour cause la manière dont il l'appliquait. Il recommandait, en effet[4], de lier les vaisseaux, les nerfs et les chairs environnantes, dans une ligature en masse, afin que les chairs servissent de rempart aux vaisseaux et empê-

---

[1] *Mémoires de l'Académie de Chirurgie*, tom. II, pag. 339.

[2] *Traité des maladies chirurgicales et des opérations qui leur conviennent.* Paris, 1760, tom. III, pag. 144.

[3] *Loc. cit.*, pag. 150.

[4] *Loc. cit.*, pag. 21.

chassent la ligature de glisser sur le vaisseau ou bien de le couper trop vite.

Ajoutons cependant que J.-L. Petit eut le mérite de ne pas partager les idées de Pibrac sur les sutures, et qu'il sut, en les appliquant, rechercher la réunion des parties divisées.

L'Académie de Chirurgie et tous les chirurgiens français de cette époque laissaient donc péricliter l'œuvre d'Ambroise Paré, quand il surgit, en Angleterre, des hommes qui, profitant des travaux de Celse et de l'œuvre d'Ambroise Paré, imprimèrent à la question chirurgicale qui nous occupe une impulsion très marquée et surtout bien féconde en résultats pratiques.

À ce titre, nous devons citer Sharp, Bromfield et Alanson.

Sharp publia ses *Recherches critiques sur la chirurgie*, en 1750.

Dans cet ouvrage, où se trouvent comparées la chirurgie française et la chirurgie anglaise, cet auteur sut faire ressortir les avantages de la réunion immédiate. Il vante beaucoup les sutures comme moyen de synthèse, après les grandes opérations, et leur reconnaît le grand avantage de diminuer la surface de la plaie, et par suite de restreindre la suppuration et les dangers qui en sont la conséquence.

D'après Sharp, la fièvre symptomatique et les dangers qui accompagnent l'amputation ne viennent pas de la violence faite à la nature par la douleur et la séparation du membre, mais surtout des difficultés qui accompagnent les grandes suppurations. Il nous apprend aussi que depuis quatre-vingts ans environ, on avait tenté de rendre les amputations moins dangereuses, en inventant une méthode de guérir les plaies, méthode dite par inosculation. Le premier essai de ce genre se trouverait consigné dans un ouvrage intitulé le *Currus triumphalis terebenthinæ*, publié en 1679[1].

---

[1] D'après Sansou, l'honneur de la réunion immédiate appliquée aux amputations revient à Lowdham, qui fit paraître ses idées dans ce même *Curus triumphalis terebenthinæ.*

Bromfield n'était pas partisan de la réunion immédiate et partageait, à l'égard de cette méthode de synthèse, les idées de son maître O'Halleran. Nous l'avons cité cependant, parce qu'il eut le mérite de défendre l'efficacité de la ligature comme moyen hémostatique, et de démontrer surtout que tous les inconvénients et tous les dangers que les chirurgiens reconnaissaient comme résultat de son emploi, étaient dus à la manière tout à fait défectueuse avec laquelle elle était faite. Il démontra aussi qu'il était absolument nécessaire et très avantageux de bien isoler le vaisseau artériel de toutes les parties voisines, afin que le lien constricteur ne pût agir que sur lui seul.

Alanson [1], profitant de ces travaux, fit mieux encore pour les progrès de la réunion immédiate. Dans son Traité, essentiellement pratique, il démontra combien était défectueuse la pratique des chirurgiens, et préconisa une méthode opératoire qui exerça la plus heureuse influence sur la chirurgie anglaise.

Ainsi, à la page 43, il recommande de tailler un lambeau de peau suffisant, d'inciser obliquement les muscles, de lier isolément les artères, même les plus petites, afin d'obtenir une hémostase aussi complète que posssible, de réunir enfin aussi exactement que possible, afin d'obtenir une adhésion primitive et sans suppuration. « Ma doctrine, ajoute-t-il, est entièrement fondée sur ma pratique. Je prie ceux qui voudraient la suivre de l'exécuter exactement, car chaque partie est tellement liée au tout, qu'on ne peut en supprimer ou en corriger une sans détruire tous mes principes. »

Ainsi qu'on peut en juger, dans la méthode d'Alanson on retrouve la reproduction exacte des conseils que nous avons vu formuler par Celse. Elle renferme en plus l'application du moyen le plus sûr et le plus utile à la réunion : la ligature isolée et minutieuse des artères. Il avait donc fallu de longs siècles pour que la chirurgie arrivât à cette conquête, consacrée par le livre d'Alanson.

---

[1] *Manuel pratique de l'amputation des membres.* Traduit de l'anglais par Lassus. Paris, 1784.

Dès ce moment, on peut dire que la réunion immédiate, appliquée aux plaies simples et aux plaies résultant des grandes opérations, était faite.

CHAPITRE II.

HUNTER JUSQU'A L'ÉPOQUE CONTEMPORAINE.

Nous venons de voir l'École chirurgicale anglaise imiter la pratique de Celse et d'Ambroise Paré, et réagir contre les errements thérapeutiques qui, pendant le xviiie siècle, régissaient encore le pansement des plaies.

Ainsi, John Bell nous apprend qu'avant la publication du traité d'Alanson, les chirurgiens qui extirpaient une tumeur sacrifiaient toute la peau dont elle était recouverte ; que lorsqu'ils voulaient trépaner, ils ruginaient le crâne dans une grande étendue et enlevaient jusqu'à 7 ou 8 pouces de téguments ; et que, pour les amputations, ils divisaient les chairs d'un seul coup jusqu'à l'os, ou bien, s'ils taillaient des lambeaux, ils les pansaient isolément au lieu d'en recouvrir la surface de la plaie.

John Hunter et John Bell continuèrent l'œuvre si bien commencée par Alanson.

John Hunter[1] étudia la réunion immédiate au point de vue physiologique et médical. A ce titre, son Traité sur l'inflammation et sur le sang mérite d'être considéré comme son œuvre la plus importante et la plus remarquable.

Nous aurons à signaler et à discuter plus loin le rôle prépondérant que Jonh Hunter assigne au sang et à l'inflammation dans le processus adhésif ; nous devons seulement ici mentionner un ouvrage qui, devançant son époque, se recommande par la profondeur, l'enchaînement et la nouveauté des idées, la simplicité des principes et les observations qui leur servent de point d'appui. Sans doute les recherches modernes, et spécialement les observations micrographiques, ont transformé et corrigé les théories de

---

[1] *OEuvres complètes*, trad. par Richelot. Paris, 1840, tom. III.

Hunter, mais il n'en est pas moins juste de reconnaître que les faits pratiques et les applications thérapeutiques qui en dépendent, n'ont pas pu être ébranlés.

En vrai clinicien, *John Bell*[1] écrivit un Traité essentiellement pratique sur la Réunion immédiate. La première édition parut en 1795 ; ce ne fut que la troisième, publiée à Édimbourg en 1812, qui fut traduite par le professeur Estor, de Montpellier.

John Bell enseigne que le chirurgien doit se considérer comme le ministre de la nature et doit aussi être bien convaincu qu'il ne se rend utile qu'en surveillant et en maintenant en équilibre les facultés vitales. Ce sont ces facultés qui, dans le corps humain, reproduisent les parties perdues et réunissent celles qui n'ont été que divisées.

Fermer l'issue que livre au sang l'ouverture des vaisseaux et mettre dans un contact immédiat les lèvres de la solution de continuité, tel est l'œuvre du chirurgien. Le reste de la guérison n'est pas l'ouvrage de l'art, mais bien celui de la nature.

Après avoir donné ces conseils, qui rappellent si bien ce que nous avons lu dans Hippocrate, dans Celse et dans Ambroise Paré, John Bell craint que l'on ne croie qu'il veut seulement parler des plaies simples et peu étendues : « Mon intention[2], ajoute-t-il, est d'embrasser dans le même point de vue les solutions de continuité les plus grandes comme les plus petites, et je me propose d'établir une règle générale applicable à toutes, depuis celles qui résultent du retranchement d'un membre ou de l'extirpation d'une tumeur volumineuse, jusqu'à l'incision la plus superficielle n'intéressant que la peau des mains ou de la joue. »

John Bell étudie ensuite les phénomènes principaux qui caractérisent l'adhésion primitive, et combat les idées doctrinales de Hunter. Nous aurons à y revenir plus loin.

Le Traité de John Bell et la doctrine de la réunion immé-

---

[1] *Traité des plaies, ou considérations théoriques et pratiques sur ces maladies*, trad. par Estor. Paris, 1825.
[2] *Loc. cit.*, pag. 2.

diate furent favorablement accueillis en **Allemagne** et en **Italie**. Les chirurgiens italiens surtout se montrèrent les partisans convaincus de cette méthode, et parmi eux nous pouvons citer : Ucelli, Andreini, de Florence; Vacca, de Pise ; Scarpa, de Pavie; Atti et Cavara, de Bologne. Parmi tous ces praticiens, le plus enthousiaste fut Assalini[1], pour lequel « toutes les plaies et blessures des parties molles produites par des instruments tranchants, depuis la piqûre faite à une veine pour obtenir quelques gouttes de sang jusqu'à l'incision faite à l'utérus pour extraire le fœtus, doivent être réunies par première intention. »

En **France**, les événements politiques, la révolution et la guerre absorbaient tous les esprits, et les chirurgiens ne purent qu'ignorer les progrès accomplis en **Angleterre**.

La chirurgie militaire fut la première à bénéficier des avantages que présentait la méthode nouvelle.

Percy [2], témoin des succès obtenus par ses collègues anglais, adopta leur manière de panser et de traiter les blessés, et obtint ainsi un des plus grands succès qui ait été signalé. Après l'affaire de Newbourg, il eut à pratiquer 92 amputations (28 de cuisse, 33 de bras, 31 de jambe). Il pansa tous ses blessés en suivant les préceptes d'Alanson, et en guérit 86.

Dans la pratique civile et hospitalière, la méthode nouvelle fut non-seulement combattue mais aussi injustement proscrite. Parmi ses adversaires, Pelletan [3] et Dupuytren se montrèrent les plus ardents. C'est ainsi que ces deux grands chirurgiens l'accusèrent de favoriser et de susciter l'éclosion des accidents qui compliquent les grandes opérations, et parmi ceux-ci, les inflammations viscérales et clandestines, et surtout la phlébite.

Ces attaques étaient d'autant plus redoutables qu'elles étaient faites d'une part par les deux praticiens qui à cette époque tenaient le sceptre de la chirurgie, et que d'autre part la méthode nouvelle avait contre elle son origine britannique.

---

[1] *Manuale di Chirurgia*. Discorso primo, 1812.
[2] *Manuel de Chirurgie d'armée*. Paris, 1792.
[3] *Clinique chirurgicale*, 1810, tom. III, pag. 183.

Maunoir, de Genève, et Roux furent les seuls chirurgiens qui osèrent en appeler contre la sentence qu'avait portée Dupuytren.

En 1812, *Maunoir* présenta à l'Institut un mémoire où, après avoir réfuté toutes les objections de Pelletan et de Dupuytren, il sut démontrer que la plupart des reproches adressés à la réunion immédiate ne peuvent s'appliquer qu'à l'abus qu'on peut en faire ou aux procédés vicieux de son application.

Dans la même année, à l'occasion du concours pour le professorat à la Faculté de Médecine de Montpellier, il écrivit une Thèse[1] où il fit ressortir les avantages de la réunion immédiate, et démontra que cette méthode pouvait être appliquée après les opérations les plus graves, comme les amputations, l'extirpation des tumeurs volumineuses, l'opération du trépan, la kélotomie.

Roux[2] fit mieux encore, et, voulant bien connaître la méthode préconisée par les chirurgiens d'outre-Manche, se rendit en Angleterre. Il y passa un mois, et à son retour publia la relation de son voyage.

A l'exemple de Sharp, il fit dans ce travail un parallèle des deux chirurgies anglaise et française, et proclama les avantages de la réunion immédiate. Il la fit bien connaître, exposa les moyens qui permettaient de l'obtenir, et sut démontrer combien elle était simple et efficace.

Chargé d'un service hospitalier, il mit en pratique ce qu'il avait vu faire, et, prêchant d'exemple, il contribua à faire modifier les modes de pansement, à introduire le mode d'amputation à lambeau, et appliqua la réunion immédiate.

A Paris, Richerand et Ant. Dubois imitèrent leur collègue. Viguerie, de Toulouse, et Delpech, de Montpellier, se déclarèrent aussi les zélés partisans de la nouvelle méthode.

Ainsi Richerand[1], oubliant les doutes qu'il avait exprimés dans

---

[1] Thèse pour le professorat. Montpellier, 1812.

[2] J.-P. Roux ; *Relation d'un voyage fait à Londres en* 1814, ou parallèle de la chirurgie anglaise et de la chirurgie française, précédé de considérations sur les hôpitaux de Londres. Paris, 1815.

[3] *Nosographie chirurgicale*, 1821, pag. 499.

la première édition de son livre, en fit le plus grand éloge dans l'édition de 1821 : « On peut, dit-il[1], établir en précepte qu'il faut, dans tous les cas, tenter la réunion immédiate de la plaie qui succède à l'opération, lors même que diverses circonstances ne permettraient pas de l'obtenir. Il ne peut y avoir aucun inconvénient à recouvrir le moignon avec les téguments conservés. »

A Montpellier, la réunion immédiate fut adoptée par le célèbre Delpech, qui, par son talent, son habileté chirurgicale et son génie scientifique, était seul capable de contrebalancer l'influence de Dupuytren. Le chirurgien de Montpellier sut en effet, par l'éclat de son enseignement et par la légitime influence de sa haute situation chirurgicale, attirer à la réunion immédiate un grand nombre de praticiens. On peut dire qu'il ne laissa pas passer une seule circonstance sans faire ressortir tous les avantages de la méthode de John Bell, et sans faire bénéficier tous ses opérés des résultats avantageux qu'elle procure.

Aussi Deville[2] a-t-il pu dire que c'est à Montpellier surtout que la réunion immédiate devait triompher, sous le patronage du grand chirurgien Delpech, qui l'intronisa si bien que pendant longtemps on a pu décorer, en France, la méthode de la réunion immédiate du nom de doctrine de Montpellier.

Delpech, très répandu comme praticien, très assidu et très occupé à la clinique de Saint-Éloi, ne pouvait que jeter ses idées dans les divers travaux qu'il publiait, dans les journaux qu'il inspirait et dans les discours qu'il prononçait, sans pouvoir écrire un Traité *in extenso* sur la réunion immédiate. Ce fut un de ses élèves et son successeur à la chaire de clinique chirurgicale qui l'écrivit pour lui.

Le professeur Serre[3], de Montpellier, publia son Traité sur la

---

[1] Thèse de concours pour l'agrégation, pag. 92.
[2] Delpech ; *Mémoire sur la pourriture d'hôpital* (Institut, 1815. — *Précis des maladies réputées chirurgicales*, 1816. — *Mémorial des Hôpitaux du Midi et de la Chirurgie de Montpellier*.
[3] *Traité de la réunion immédiate*, 1830

réunion immédiate en **1830**. Il revenait de Paris, où il avait appliqué cette méthode, afin de la faire bien connaître et de démontrer en même temps que tous les dangers et tous les inconvénients dont on l'avait accusée, étaient dus à un défaut de soins et d'attention et surtout à une connaissance imparfaite du *modus faciendi*. Il pouvait, par cela même, répondre plus victorieusement aux attaques dont elle était l'objet.

Dans cet ouvrage du chirurgien de Montpellier, on trouve un exposé complet des moyens qui doivent permettre d'obtenir la réunion immédiate, des diverses applications qu'elle comporte. S'appuyant sur un grand nombre d'observations très probantes, l'auteur y réfute tout les arguments de ses adversaires et démontre que tous les accidents graves dont on l'a rendue responsable sont tout à fait imputables à la pratique défectueuse des chirurgiens qui ont voulu l'appliquer.

Aussi ce traité fut-il bien accueilli du monde chirurgical et fit-il assez de bruit pour que, quelques années plus tard, l'École de Paris donnât pour sujet de thèse de concours : « l'Étude des avantages et des inconvénients de la réunion immédiate».

Sanson[1], désigné par le sort, traita avec talent cette question si importante. Après avoir défini la réunion immédiate et avoir décrit les phénomènes que présente la réunion des plaies, ce chirurgien étudie la réunion immédiate dans ses applications au pansement des amputés, et conclut en vantant les avantages de la méthode mixte.

Formé à l'école de Dupuytren et de Boyer, Sanson craint surtout la phlébite et les accidents qui la suivent. C'est là, pour lui, la question la plus importante, et, suivant qu'il la résoudra, il aura une opinion favorable ou non favorable de la méthode qu'il étudie.

C'est ainsi qu'à la page **110** il écrit ces lignes : «Il résulte de cet exposé que la réunion immédiate des plaies après les am-

---

[1] *De la réunion immédiate des plaies, de ses avantages et de ses inconvénients.* Th. concours. Paris, 1834.

tomique générateur, le tissu cellulaire ; seulement, pour lui, c'étaient les fibres ou faisceau de fibres du tissu cellulaire qui servaient d'origine aux fibres nerveuses, aux fibres musculaires, aux cartilages, aux os. En un mot, il leur faisait jouer le rôle que les modernes attribuent aujourd'hui au noyau embryo-plastique.

Mais c'est à Raspail, ainsi que l'a prouvé Broca, que revient l'honneur d'avoir conçu la doctrine cellulaire : « Elle n'est fille ni de Schwann, ni de Schleiden, écrit Broca [1], elle est française et appartient à Raspail, qui l'a formulée de la façon la plus complète et de la manière la plus satisfaisante dans une série de travaux.

Ainsi, dans ses Recherches physiologiques, Raspail [2] a écrit ces lignes, qui résument sa pensée : « Le temps n'est pas éloigné, dit-il, où, sans être taxé d'orgueil et de témérité, l'on pourra porter ce défi purement scientifique : Donnez-moi une vésicule dans le sein de laquelle puisse s'élaborer, à mon gré, d'autres vésicules, et je vous rendrai le monde organisé. »

A la même époque, Royer-Collard exposait une doctrine plus avancée que celle de Raspail et embrassant à la fois les tissus normaux et physiologiques.

Enfin Dutrochet [3], en 1837, écrivait que les corpuscules globuleux qui, par leur assemblage, composent tous les tissus organiques des animaux, sont véritablement des cellules globuleuses d'une excessive petitesse, lesquelles paraissent n'être réunies que par une simple force d'adhésion. Pour lui, tous les tissus, tous les organes des animaux ne sont véritablement que du tissu cellulaire diversement modifié.

Malheureusement la politique, l'affreuse politique, vint enrayer et distraire Raspail et Royer-Collard, et dès-lors l'histologie fut complètement délaissée en France.

---

[1] Broca ; *Traité des tumeurs.* Paris, 1866, tom. II, pag. 29.

[2] Raspail ; *Recherches physio'ojiques sur les g · isses et le tissu adipeux,* (*Répertoire d'anatomie et de physiologie de Breschet.*)

[3] *Mémoire pour servir à l'histoire anatomique des végétaux et des animaux.* Paris, 1837, in-8°, tom. II, pag. 468.

En Allemagne, au contraire, l'histologie devint l'étude de prédilection de tous les savants, et les recherches sur les différents tissus se multiplièrent avec une telle rapidité qu'il est impossible de les énumérer toutes.

Il nous suffit, dans l'intérêt du sujet qui nous occupe, de signaler les œuvres de Schleiden et de Schwann, qui, fidèles aux instincts de spoliation qui caractérisent la race germanique, s'emparèrent des idées de Raspail, tout en déclarant que s'occuper du travail du savant français n'était pas compatible avec la science. Nous devons reconnaître cependant que les travaux de Schleiden [1] sur l'origine, le développement et les transformations des cellules végétales, et ceux de Schwann sur les cellules et les tissus des animaux, ont inspiré l'œuvre de Virchow et de tous les savants qui ont adopté la doctrine du Professeur de Berlin.

La France ne se réveilla de son indifférence qu'en 1844, époque où parut l'ouvrage de Donné, bientôt suivi des œuvres de Küss et de Morel.

L'année suivante, Lebert publia son Traité sur la physiologie pathologique. Nous n'avons pas à parler ici, ni de l'étude des tumeurs, ni des recherches sur la tuberculose, que contient ce livre remarquable. Il nous importe seulement de mentionner ses Recherches sur l'inflammation et de dire que, s'inspirant des travaux de Wilson Philips, de Thompson, de *Kaltenbrünner,* et de *Gluge*, Lebert sut donner de ce grand problème pathologique une exposition très nette et étayée d'observations et de faits nombreux.

Nous verrons, dans la seconde partie de ce travail, comment Lebert comprenait le travail de la cicatrisation. Répudiant la théorie cellulaire, il le faisait dériver de l'inflammation, et attribuait le rôle prédominant aux troubles vasculaires.

Lebert fut suivi par toute la jeune génération chirurgicale de l'époque, et c'est à son école que se formèrent Robin, Broca, Follin, Verneuil.

Aujourd'hui, sous l'influence des progrès de la chimie, de

---

[1] Voir Broca; *loc, cit.*, pag. 32.

l'histologie, et grâce aux conquêtes scientifiques que nous devons à la physiologie expérimentale, les doctrines de Virchow et de Lebert ont subi des modifications que nous aurons à faire connaître. Nous ne pouvons que mentionner ici les travaux de Remack, de Max Schultze, de Recklinghausen, de Kühne, qui ont profondément modifié le définition de la cellule. Nous devons signaler aussi le Traité de pathologie chirurgicale de Billroth, la thèse du docteur Masse sur la Cicatrisation dans les différents tissus, le Manuel d'histologie pathologique de Cornil et Ranvier, enfin deux articles de Dictionnaires : celui de la Cicatrisation, par le docteur Panas, et celui du Blastème, par Robin ; tous ouvrages où la question doctrinale de la réunion immédiate a été étudiée et discutée.

SECONDE PARTIE

DOCTRINES.

Comme toutes les doctrines médicales, la doctrine de la réunion par première intention s'est modifiée, transformée et épurée au contact des acquisitions incessantes de la science. Aussi, quand on la considère telle que la comprenaient les anciens chirurgiens, et telle que la conçoivent les médecins modernes, on ne peut que reconnaître et proclamer le concours puissant et éminemment utile qu'apportent à notre art les sciences physiologiques et anatomiques.

A chaque époque de notre histoire médicale, les chirurgiens ont cherché à expliquer le mécanisme et la nature du travail qui président à la réunion des parties divisées. Aussi les doctrines sont-elles nombreuses et variées, et se ressentent-elles, non pas seulement des connaissances physiologiques de leurs auteurs, mais surtout des idées doctrinales qui régnaient à l'époque où ils écrivaient.

Cependant, quand on considère dans un regard d'ensemble les doctrines qui, depuis les temps hippocratiques jusqu'à nos jours, ont été invoquées pour expliquer le processus adhésif, on est frappé de l'importance attribuée par tous les chirurgiens de toutes les époques à ce liquide, qui apparaît à la surface des plaies quelques heures après le traumatisme, et qui, en raison même de la diversité des doctrines, a reçu les noms variés de humeur radicale, de gluten, de suc nourricier, de baume naturel, de lymphe coagulante, de lymphe coagulable, de lymphe plastique, d'exsudat plastique, de blastème, de tissu cellulaire primitif.

4

En présence de ce consensus remarquable, nous avons pensé qu'il nous serait très utile de prendre pour guide, dans l'exposition doctrinale qui va nous occuper, l'opinion des auteurs sur la nature et le mode de genèse de ce liquide générateur, et que nous pourrions ainsi présenter, avec un certain ordre logique et plus de clarté, les doctrines de chaque époque.

C'est ainsi que nous avons divisé cette partie importante de notre travail en trois grandes périodes :

Une première période, pendant laquelle nous verrons les chirurgiens considérer le liquide régénérateur comme étant tout constitué dans le sang, et servant à opérer mécaniquement la réunion des parties divisées.

Une deuxième période, qui commence à Hunter et finit à l'exposition doctrinale de la réunion par première intention, telle que l'avait conçue Lebert. Nous aurons à signaler le rôle important que les chirurgiens assignaient au sang et aux phénomènes vasculaires, et à montrer comment, sous l'influence des progrès des sciences chimiques, physiologiques et anatomiques, le processus adhésif fut peu à peu considéré comme un phénomène vital plus complexe.

Enfin, une troisième période, qui correspond à l'époque contemporaine et qui est surtout remarquable par l'apparition des doctrines qui reposent sur les connaissances histologiques modernes, et dans lesquelles nous verrons l'élément cellulaire jouer un très grand rôle, sinon le rôle prédominant.

PREMIÈRE PÉRIODE.

HIPPOCRATE-HUNTER.

Pendant les premiers siècles, les chirurgiens, témoins attentifs des phénomènes que présentaient les plaies, observèrent que beaucoup d'entre elles se cicatrisaient sans inflammation après avoir présenté à leur surface un liquide sirupeux et opalin. Ils pensèrent et écrivirent que ce liquide, doué d'une puissance adhésive remarquable, était tout constitué dans le sang, et que, s'échappant des vaisseaux intéressés par le traumatisme, il se répandait entre les parties divisées pour servir à leur agglutination.

Pour le plus grand nombre, le rôle de ce liquide était essentiellement mécanique, les uns admettant que la réunion des parties divisées était due au dessèchement de ce suc glutineux ou nourricier, les autres enseignant que la coaptation des surfaces traumatiques était un phénomène absolument analogue à celui qui unit les surfaces planes de deux glaces enduites d'un corps gras et exactement appliquées l'une contre l'autre.

Ajoutons que certains expliquaient la consolidation des plaies qui guérissent sans suppurer, par le phénomène de l'inosculation. D'après eux, les orifices des vaisseaux coupés qui aboutissent à la surface d'une des lèvres de la plaie, s'abouchaient avec les orifices correspondants de l'autre lèvre, et, la continuité des vaisseaux s'étant ainsi rétablie, le sang pouvait continuer à circuler comme avant la division.

Nous n'avons pas à discuter encore ces doctrines tout à fait primitives, qui ne s'appuyaient que sur quelques-uns des phénomènes que présente le processus adhésif, et qui prouvent que leurs auteurs ne connaissaient pas dans son ensemble le travail par lequel la nature accomplit la guérison d'une plaie. — Mais nous devons faire remarquer que déjà, à cette époque, certains praticiens, mieux inspirés que leurs prédécesseurs, avaient déjà vu que la guérison des plaies par première intention constitue une œuvre complexe et qu'elle doit être considérée surtout comme un acte essentiellement vital.

C'est ainsi que *Galien* a parfaitement observé que la guérison des plaies peut se faire de deux manières, ainsi que le prouve le passage dont nous avons donné le texte latin dans la première partie de ce travail.

D'après lui, certaines plaies se ferment par une vraie réunion, c'est-à-dire sans l'interposition d'une substance étrangère ; certaines autres, au contraire, se réunissent grâce à la production d'un médium étranger et hétérogène. La vraie réunion, ajoute Galien, se fait grâce à la génération d'un produit tout à fait semblable à la partie qui doit être agglutinée, ce produit étant constitué par la matière nutritive que fournissent les vaisseaux, ainsi que les pores des tissus intéressés. — Dans ce cas, l'union est hâtive et mérite le nom de réunion par première intention, car c'est elle que doit viser principalement le chirurgien.

Au contraire, quand la réunion se fait par l'apport d'un médium étranger ou hétérogène, ce qui arrive quand la substance semblable à la partie divisée ne peut pas être engendrée, on doit la désigner sous le nom de Réunion par seconde intention, ce qui veut dire que, le premier moyen d'union n'étant pas possible, on la recherche en second lieu.

Il ressort de cette citation que Galien, tout en admettant avec les anciens auteurs que la matière qui devait servir à la guérison des plaies préexistait dans le sang, faisait aussi jouer un certain rôle aux tissus intéressés eux-mêmes, puisque, d'après lui, les principes nutritifs qu'ils contenaient, intervenaient pour favoriser la vraie réunion, ou Réunion par première intention.

La doctrine de Garengeot est encore plus remarquable et rappelle, dans ce qu'elles ont d'essentiel, certaines doctrines de l'époque contemporaine [1].

---

[1] *Traité des opérations de Chirurgie*. Paris, 1720, I, pag. 6.

D'après ce chirurgien, toutes les maladies consistent dans le dérangement des vaisseaux et dans l'altération des liquides qui y sont contenus : « Je n'entends par les liquides, ajoute-t-il, que le sang qui est un composé de plusieurs principes et qui paraît à nos yeux sous la forme de deux substances : une rouge et l'autre blanche ; c'est cette dernière partie du sang que nous appelons le suc nourricier, et qui doit servir à l'entretien et à la régénération des parties ».

Pour Garengeot, la nutrition à l'égard des plaies est une génération continuée et prolongée des fibres coupées et déchirées, qui ne peut se faire que par cette partie du sang blanche, douce, balsamique, gluante et visqueuse, qu'il dénomme suc nourricier et qui revêt des qualités particulières suivant le tissu qu'elle est appelée à régénérer : « Cette vérité, écrit-il [1], est soutenue et appuyée par l'exemple de la végétation, puisqu'en mettant plusieurs greffes de différente nature sur un tronc elles rapportent des fruits différents, quoiqu'elles ne reçoivent toutes que la sève du tronc, qui est la même, mais qui, par les différentes configurations des fibres des différentes greffes, s'y prépare différemment et par conséquent y produit des fruits différents.

» Or, si l'os est coupé, il faut donc que ce soit le suc contenu dans les fibres osseuses qui, se plaçant à l'extrémité de chaque fibre coupée, s'y endurcisse et la prolonge de plus en plus jusqu'à ce qu'elle soit parvenue à la partie qui lui était continue. La même chose a lieu à l'égard de toutes les autres parties. »

Cette doctrine, épurée des explications mécaniques, ne rappelle pas seulement les idées doctrinales de Connheim sur le rôle prédominant des globules blancs dans le processus adhésif, mais elle contient encore cette idée que chaque tissu imprime un caractère tout particulier au suc nourricier, qui devient alors apte à reproduire ce tissu lui-même.

Les modernes ont désigné sous le nom de tissu embryonnaire et de cellule ce que Garengeot appelait suc nourricier et fibres, mais ils ont reproduit l'opinion de cet ancien chirurgien

---

[1] *Loc. cit.*, pag. 7.

quand ils ont formulé cette loi d'après laquelle le tissu embryonnaire nouveau a toujours de la tendance à reproduire le tissu qui lui a servi de matrice.

Malheureusement, les chirurgiens du xviii siècle ne jugèrent la doctrine de Garengeot que par ses explications mécaniques, et c'est ainsi que Fabre la fit condamner par l'Académie de Chirurgie[1]. — Nous verrons plus loin que, grâce aux acquisitions scientifiques que nous devons à l'histologie et à la physiologie expérimentale, Garengeot a eu raison contre l'Académie de Chirurgie, et que s'il n'est pas possible aujourd'hui d'admettre, chez l'homme, la régénération des organes, celle des tissus est aujourd'hui un fait incontestable.

DEUXIÈME PÉRIODE.

De Hunter a l'époque contemporaine.

La doctrine de Galien était oubliée, et celle de Garengeot venait d'être condamnée par l'Académie de Chirurgie. Il ne restait plus que les conclusions qui terminaient le mémoire de Fabre et que l'on peut résumer dans ces quelques lignes :

La cicatrice est formée par le dessèchement de l'extrémité des vaisseaux affaissés et par l'exsiccation du tissu cellulaire. Mais cette cicatrice ne peut se consolider que par un suc nourricier qui colle ensemble les parties affaissées, et qui acquiert avec le temps assez de solidité pour résister aux efforts qui pourraient tendre à séparer ce qu'il a réuni. Ce suc se trouve dans toutes nos parties : le sang le fournit immédiatement dans les plaies récentes, pour réunir leurs parois lorsqu'elles peuvent être en contact permanent.

Comme il est évident, d'après la citation qui précède, le mémoire de Fabre, malgré la haute approbation de l'Académie de Chirurgie, ne faisait que rappeler les idées anciennes.

C'est à ce moment que parut le livre de Hunter, dont les idées

---

[1] *Mémoires de l'Académie de Chirurgie*, 1752.

doctrinales furent si vivement discutées par les uns et si ardemment défendues par les autres.

Les anciens chirurgiens, ainsi que nous l'avons vu, faisaient jouer le plus grand rôle, dans le processus adhésif, à ce principe, qu'ils désignaient sous le nom de suc nourricier et de humeur radicale, et que Garengeot comparait, non sans raison, à la sève des végétaux. Pour tous, ce liquide plastique se trouvait tout constitué dans le sang, le liquide vivifiant par excellence.

Hunter ne devait pas faire déchoir le sang du rôle important que lui avaient assigné les anciens, et allait au contraire lui attribuer une puissance très considérable.

Quand, en effet, après avoir lu son important ouvrage[1], on recherche quelle a été l'idée dominante de ce chirurgien, on ne peut être que frappé de l'importance qu'il assigne à ce principe du sang, qu'il a désigné sous le nom de lymphe coagulante. Que la réunion ait lieu suivant un mode physiologique ou bien qu'elle reconnaisse pour cause l'inflammation adhésive, dans l'un et l'autre cas c'est toujours la lymphe coagulante qui intervient comme agent adhésif.

Ce qui distingue surtout l'œuvre de Hunter, c'est qu'au lieu de considérer le médium unissant comme une colle ou une glue destinée à opérer mécaniquement l'adhésion des parties séparées, il admet que la lymphe coagulante est susceptible de s'organiser directement, par la formation de vaisseaux.

D'après Hunter, la réunion par première intention peut reconnaître deux modes :

1° Elle peut se faire par l'intermédiaire du sang épanché entre les surfaces vulnérées ;

2° Elle peut être le résultat d'un travail phlogosique tout particulier, qui mérite le nom d'inflammation adhésive.

A. Le sang épanché à la surface des plaies sert à la réunion des parties divisées.

Il suffit de parcourir les 160 pages que Hunter consacre à

---

[1] Hunter ; *OEuvres complètes*, traduct. Richelot. Paris, 1839.

l'étude du sang et de ses principes, pour comprendre le rôle tout à fait prépondérant que ce chirurgien lui fait jouer dans le processus adhésif. C'est surtout dans cette étude générale du sang que l'auteur anglais fait bien connaître son opinion sur la nature des phénomènes que présente la réunion par première intention.

D'après Hunter[1], le sang est doué d'une grande vitalité et possède le *materia vitæ* au même degré que les solides. Ce principe vital, il ne le possède pas seulement pour lui-même, mais c'est lui qui le porte et le soutient dans les autres parties du corps.

La coagulation est le premier degré des actes utiles du sang dans la constitution, puisqu'elle a sa source dans le principe vital de ce liquide. « Je me représente la coagulation du sang, écrit Hunter[2], comme un acte de la vie, et je suppose qu'elle procède exactement d'après le même principe que la réunion par première intention ; c'est la réunion d'une particule avec une autre particule par l'attraction de cohésion qui, dans le sang, forme un solide, et c'est ce coagulum qui, s'unissant aux parties environnantes, constitue la réunion par première intention, *car la réunion par première intention n'est pas autre chose qu'une attraction réciproque de cohésion qui s'établit entre les parties vivantes qui ont été divisées, soit naturellement, soit par l'art, et le coagulum interposé, de telle sorte qu'il s'établit entre elle et lui des rapports mutuels et que leurs intérêts, si l'on peut ainsi dire, deviennent les mêmes.* »

La coagulation du sang, d'après Hunter, est due à l'existence d'un principe qu'il appelle lymphe coagulante, et qu'il considère comme étant la partie la plus essentielle du sang, puisque d'une part elle existe chez tous les animaux, même chez ceux chez lesquels on ne retrouve pas de globules rouges, et d'autre part c'est cette lymphe qui subit les changements nécessaires à l'accroissement, à l'entretien et à la conservation de l'animal.

Hunter ajoute que la liquidité du sang n'a pas d'autre objet

---

[1] *Loc. cit.*, pag. 139.
[2] *Loc. cit.*, pag. 49.

que le mouvement de ce liquide, et qu'il ne se meut que pour
porter la vie et les matériaux vivants à toutes les parties du corps.
Ces matériaux, parvenus à leur destination, deviennent solides,
de sorte que l'objet final du sang, comme sang, c'est sa solidification.

Aussi le chirurgien anglais considère-t-il l'extravasation du
sang, dans les cas de solution de continuité, comme un phénomène très utile, par suite de la coagulation de ce liquide.
« L'extravasation du sang étant l'effet de la solution de continuité des parois d'un vaisseau, écrit Hunter [1], elle sert à la réunion des parties divisées de ce vaisseau. Lorsque, indépendam-
ment du vaisseau, d'autres parties solides se trouvent divisées,
comme dans la fracture d'un os, le sang devient un moyen d'u-
nion entre ces parties ; c'est ce qu'on peut appeler *réunion par
première intention : ce n'est point l'union des deux parties divisées l'une avec l'autre, mais celle de ces parties avec le sang
extravasé et interposé entre elles. De sorte que ce qui constitue
la réunion par première intention, c'est l'union des parties divisées avec le sang.* »

Le sang ainsi épanché et solidifié s'organise par la formation
de vaisseaux qui peuvent apparaître de deux manières[2] : ou bien
ils naissent au centre du caillot ou coagulum, car ce dernier,
d'après Hunter, a la puissance de former dans son épaisseur des
vaisseaux qui naissent de sa propre substance ; ou bien ils sont
fournis par les surfaces divisées, et vascularisent alors le coagulum, en pénétrant sa substance par une sorte de végétation.

Cette organisation du caillot devient encore plus parfaite par
la formation de nerfs, qui dès-lors mettent le coagulum en
communication avec ce que Hunter désigne le sensorium ou
esprit.

Après ces considérations générales sur le sang, Hunter, étudiant la réunion par première intention, ne pouvait considérer
l'extravasation du sang, dans les cas de blessures, que comme

---

[1] *Loc. cit.*, pag. 142.
[2] *Loc. cit.*, pag. 143.

la base fondamentale de l'adhésion. Aussi écrit-il à la page **282** :
« La réunion par première intention s'effectue ordinairement si
promptement après la lésion, que l'on peut dire qu'elle est
presque immédiate, car, lorsque le sang s'est coagulé dans des
conditions telles qu'il adhère aux deux surfaces et les maintient
en rapport l'une avec l'autre, on peut dire que la réunion est
commencée. »

Cependant le chirurgien anglais [1] a le soin d'ajouter que la rapidité de la réunion dépend de la quantité de sang extravasé qui
se trouve interposée. Quand la quantité de sang est peu considérable, comme dans une plaie légère sans dilacération, et lorsque
toutes les surfaces divisées peuvent être amenées à un contact
presque absolu, leur réunion peut être solide au bout de
vingt-quatre heures, comme cela a lieu après l'opération du
bec-de-lièvre.

B. La réunion par première intention est due à l'inflammation adhésive.

Hunter était trop bon praticien et surtout un observateur trop
judicieux pour ne pas reconnaître que souvent la réunion par
première intention était due à une autre cause que la simple interposition d'un coagulum entre les surfaces traumatiques.

« Quelquefois, dit-il[2], la lésion devient une cause d'irritation
et donne naissance à une autre action des parties appelée inflammation, qui souvent est extrêmement utile en ce qu'elle aug-
mente la puissance d'union entre les parties divisées. »

Cette inflammation[3], désignée par Hunter sous le nom d'inflammation adhésive, produit, pour la réunion, les mêmes matériaux que ceux qui sont contenus dans le sang extravasé, c'est-
à-dire qu'elle détermine une exsudation de lymphe coagulante.
Seulement cette lymphe possède, grâce au travail phlogosique,
une puissance adhésive plus grande que celle qui la caractérise
à l'état physiologique.

---

[1] *Loc. cit.*, pag. 283.
[2] *Ibid.*
[3] *Loc. cit.*, pag. 288.

Voici, du reste, comment Hunter [1] explique l'exsudation de cette lymphe coagulante.

Dans l'inflammation adhésive, les vaisseaux subissent un élargissement semblable à celui qu'ils présentent chez les jeunes sujets et séparent de la masse totale du sang une certaine quantité de lymphe coagulante, de sérosité et même de globules rouges. Ces produits, versés par le canal du vaisseau exhalant, ou peut-être par l'intermédiaire de nouveaux vaisseaux, recouvrent les surfaces de la plaie en même temps que les parois des cellules du tissu cellulaire, et permettent ainsi la formation des adhérences.

L'adhésion des surfaces traumatiques est d'autant plus rapide, quand l'inflammation adhésive survient, que le médium unissant dont elle provoque la formation, subit, dans son passage à travers les vaisseaux enflammés, un changement en vertu duquel il se coagule plus immédiatement et plus parfaitement [2]. Seulement Hunter ajoute [3] que, quel que soit le changement que subit la lymphe coagulante dans l'acte de l'inflammation, il n'est pas tel qu'elle ne conserve les caractères qui la constituent et ne possède encore le principe vital. « Très probablement, dit-il, elle réunit alors ces conditions à un plus haut degré, et par là elle est plus apte à se transformer en une partie des solides vivants. »

Telle était la doctrine de Hunter, dont nous avons voulu donner une exposition aussi complète que possible, parce que, adoptée par les uns et combattue par les autres, elle a servi de point de départ à la plupart des travaux publiés pendant la première moitié du xixe siècle.

Du reste, il convient de faire deux parts dans l'œuvre doctrinale du célèbre chirurgien anglais : l'une, celle qui se rattache à l'intervention du sang, considérée comme médium unissant des parties divisées ; l'autre, celle qui fait intervenir l'inflamma-

---

[1] *Loc. cit.*, pag. 391.
[2] *Loc. cit.*, pag. 395.
[3] *Loc. cit.*, pag. 396.

tion adhésive. La première n'a pas eu la fortune de la seconde et ne compta guère, même dès son apparition, que des adversaires.

Déjà les anciens chirurgiens avaient observé et reconnu que le sang extravasé à la surface d'une plaie était nuisible à la réunion. Aussi conseillaient-ils, quand on voulait obtenir l'adhésion immédiate et sans inflammation, de déterger les surfaces vulnérées. A cet égard, Celse a écrit un passage des plus explicites. « Ex »his autem colligi potest, dit-il, id quoque, quod alia parte de- »pendens, alia inhærebit, si alienatum non est, suturam an »fibulam postulet. Ex quibus neutra ante debet imponi, quam »intus vulnus purgatum est, ne quid ibi concreti sanguinis re- »linquatur. Id enim et in pus vertitur et inflammationem »movet ».

Depuis cette époque jusqu'à nos jours, ces mêmes conseils ont été formulés par la plupart des chirurgiens, et nous avions vainement cherché, parmi les nombreux ouvrages écrits sur la réunion, un seul auteur qui partageât les idées de Hunter, quand le livre de Jobert de Lamballe[1] est venu nous prouver que le chirurgien anglais comptait encore un partisan convaincu, qui, comme lui, admettait que le liquide agglutinatif qui détermine la réunion pouvait être le sang extravasé et déposé avec tous ses éléments à la surface d'une plaie. Jobert de Lamballe[2], en effet, considère le sang comme étant doué d'une force d'adhésion qu'on ne saurait méconnaître, et admet que la réunion peut se faire de deux manières : mécaniquement, suivant un mode tout à fait physique et ne reconnaissant pas d'autre agent que le sang lui-même ; physiologiquement, au moyen de la lymphe ou de la fibrine coagulable.

D'après le professeur de Paris, le sang, en se coagulant et grâce à la fibrine qu'il contient, colle et maintient en contact les parties divisées. « Lorsque, ajoute-t-il, un sang vivant baigne

---

[1] De la Réunion en Chirurgie, Paris, 1865.
Loc. cit., pag. 47.

les lèvres d'une plaie, il suffit de les mettre en contact pour que des adhérences immédiates s'établissent. »

Aujourd'hui, malgré l'ouvrage de Jobert et malgré certains travaux contemporains que nous aurons à signaler et qui attribuent au sang un rôle important dans le processus adhésif, on peut dire qu'il n'est pas un seul praticien qui, voulant faire bénéficier ses opérés des avantages de la réunion immédiate, ne prenne la précaution de bien nettoyer les plaies de toutes concrétions sanguines, et ne cherche à prévenir les hémorrhagies primitives ou secondaires, par des ligatures bien faites et aussi nombreuses que le comporte la région blessée.

La doctrine de l'inflammation adhésive a eu une fortune plus brillante. Longtemps elle a régné, telle que l'avait conçue et décrite le chirurgien anglais. Aujourd'hui même, bien que les explications théoriques de Hunter aient été reconnues erronées, les phénomènes adhésifs de nature phlogosique sont admis par la plupart des physiologistes et le plus grand nombre de chirurgiens.

Depuis l'époque où Hunter écrivait son immortel ouvrage jusqu'à l'avènement des doctrines contemporaines, la doctrine de la réunion par première intention divisa les chirurgiens en deux camps bien tranchés : dans le premier, on peut ranger John Bell et les chirurgiens de l'École de Montpellier, qui, fidèles aux doctrines anciennes, enseignèrent que la réunion par première intention présentait les mêmes phénomènes que ceux que présente la nutrition, et que conséquemment, au lieu de reconnaître pour cause une influence phlogosique, elle constituait une fonction physiologique. Dans le second, formé par les partisans de Hunter, nous trouverons Thompson et la plupart des chirurgiens de l'École parisienne.

Parmi les adversaires de la doctrine huntérienne, John Bell fut un des plus convaincus et des plus violents. « Je ne pense pas, dit-il[1], que l'on doive appeler de ce nom (inflammation) le

---

[1] *Traité des plaies*, 1776, trad. Estor, 1812.
[2] *Loc. cit.*, pag. 37, 38.

procédé par lequel les parties se réunissent, et confondre ainsi
avec un état pathologique un travail médicateur des plus salutaires.

»L'inflammation adhésive prétendue de Hunter ne s'accompa-
gne de fièvre, de douleur et de rougeur qu'à un faible degré ;
elle n'est caractérisée que par un léger gonflement qui accuse la
force et la plénitude de la santé. Une division récente se conso-
lide en vertu de propriétés absolument semblables à celles qui,
dans l'état normal, président à la nutrition et à l'accroissement
des parties. »

D'après John Bell [1], voici comment s'opère la réunion par
première intention : « Quelquefois les vaisseaux des surfaces divisées s'abouchent et s'inoculent d'une manière directe ; plus
souvent, il s'épanche entre les surfaces un suc glutineux, dans
l'intérieur duquel les artérioles des parties mises en rapport
s'étendent, se réunissent, s'anastomosent, en sorte que c'est
alors par la production d'une substance nouvelle que la continuité de l'organe est rétablie.

»Dès l'instant que l'adhésion commence, il se fait une circulation
régulière de sucs nutritifs, en sorte qu'il n'y a ni phlegmasie ni
douleur. L'adhésion prévient même l'inflammation. L'une est
un phénomène de santé, l'autre un phénomène de maladie. Il
est donc absurde de les désigner de la même manière. En se
servant de ces expressions incorrectes, on décrit un procédé de
la nature sous le nom d'un accident capable de le troubler ou de
l'interrompre. »

John Bell, ainsi qu'il ressort de cette citation, adoptait complètement les doctrines anciennes, et n'opposait ainsi à la doctrine de Hunter que des explications surannées.

Néanmoins il fut suivi par un grand nombre de chirurgiens,
parmi lesquels nous devons signaler surtout ceux de l'École de
Montpellier.

C'est ainsi que le professeur Estor, auquel on doit la traduc-
tion du traité de John Bell, résumant son opinion sur le livre du
chirurgien anglais, écrivit les propositions suivantes [2] :

[1] Loc. cit., pag. 20.
[2] Loc. cit., pag. xix.

1° Il n'existe pas de mode particulier d'inflammation qui doive nécessairement se terminer par l'adhésion ;

2° Il n'est pas possible de soutenir qu'il n'y ait que l'inflammation au premier degré qui puisse déterminer des adhérences ;

3° L'inflammation n'est pas toujours nécessaire à l'adhésion ; à l'abri du contact de l'air et sous certaines conditions favorables, les parties divisées se réunissent sans aucun des phénomènes ordinaires de la phlegmasie, en vertu d'une propriété analogue à celle qui, dans l'état naturel, préside à la nutrition.

Le professeur Serre[1] combattit aussi la doctrine huntérienne, et écrivit que l'adhésion primitive, dans son acception la plus rigoureuse, est l'un des actes les plus simples de la nature.

D'après lui, une matière plastique exsude des lèvres de la plaie, s'organise rapidement et réunit les surfaces divisées sans que l'inflammation intervienne. Il ajoute que cette dernière n'a pas eu le temps de naître et que sa présence ne se manifeste par aucun symptôme.

« Il y a, écrit-il [2], un simple afflux de sucs organiques par la bouche des vaisseaux coupés. Ces sucs n'avaient besoin que du repos pour passer à l'état concret, et cette condition vient de leur être fournie par le traumatisme. »

Il ajoute que la membrane qui provient de cette exsudation est blanche et aréolaire au bout de vingt-quatre heures ; après quarante-huit heures, quelquefois plus tôt, elle est déjà pénétrée de sang ; le troisième ou quatrième jour, elle est encore plus solide et plus vasculaire. Après cinq ou six jours, elle est souvent tellement bien organisée, qu'il faut, pour la diviser, la même violence que pour déchirer les parties saines.

Les partisans de la doctrine huntérienne furent très nombreux ; mais nous ne pouvons citer ici que Thompson en Angleterre, Bérard et Denonvilliers en France.

---

[1] *De la Réunion immédiate.*

[2] *Loc. cit.*, pag. 44.

Thompson[1] ne partageait pas l'opinion de Hunter sur le rôle du sang extravasé et pensait que l'interposition d'une couche de sang, quelque légère qu'elle fût, ne pouvait que nuire à la réunion. Mais, très partisan de la doctrine qui faisait dépendre la réunion de l'inflammation adhésive, il enseignait que la phlogose et la réunion doivent être considérées comme deux actes inséparables. D'après lui, il n'était pas possible d'admettre que la lymphe qui circule dans nos organes puisse se coaguler sans une modification préalable de la part des vaisseaux qui la fournissent.

Comme Hunter et comme Thompson[2], Bérard et Denonvilliers admirent que la réunion par première intention et l'inflammation étaient inséparables ; c'est grâce à celle-ci, d'après eux, que le liquide générateur qui doit faire adhérer les surfaces vulnérées, est secrété par les vaisseaux et déversé au milieu des tissus.

D'après ces chirurgiens [3], l'inflammation détermine, dans les parties qu'elle affecte, la sécrétion de plusieurs produits, parmi lesquels celui qu'ils désignent sous le nom de lymphe plastique joue un rôle très important. Ce liquide n'est autre que ce que les anciens désignaient sous le nom de suc nourricier ou baume naturel, et qu'ils préfèrent appeler lymphe plastique, parce que cette dénomination exprime plus parfaitement la propriété la plus remarquable qu'il possède, celle de s'organiser et de participer à la vie. Déposée entre les interstices des tissus, elle forme avec la trame vivante une sorte de ciment, de couleur grisâtre, dense, compacte, et qui est imperméable aux fluides. Cette substance s'organise bientôt et devient vasculaire.

Pour Bérard et Denonvilliers[4], la lymphe plastique ne préexiste pas à l'inflammation ; c'est une substance spéciale, douée de propriétés très remarquables et qui lui sont propres, qui naît sous l'influence de l'inflammation et dans les parties enflammées. Aussi

---

[1] *Traité médico-chirurgical de l'inflammation.* Paris, 1817, trad. par Jourdan, pag. 215.

[2] *Compendium de Chirurgie pratique.* Paris, 1845, tom. I.

[3] *Loc. cit.*, pag. 170.

[4] *Loc. cit.*, pag. 172.

est-il impossible de voir dans sa déposition au milieu de nos tissus le résultat d'une simple extravasation. On est forcément conduit à admettre une transformation des liquides normaux, sans doute par suite de l'action qu'exercent sur eux les tissus avec lesquels ils sont en contact, et à considérer par conséquent la lymphe plastique comme le produit d'une secrétion qui a pour organes les vaisseaux des parties malades.

Cette sécrétion s'accomplit avec une grande rapidité : c'est ainsi que quatre heures suffisent pour qu'elle soit déposée à la surface d'une plaie et rassemblée en gouttelettes faciles à reconnaître. Plusieurs circonstances influent d'ailleurs sur l'activité de cette sécrétion : la principale est le degré d'intensité de l'inflammation. Trop faible, elle entrave la sécrétion ; trop violente, elle détermine la formation du pus ou la gangrène. Ainsi, l'excès ou le défaut d'inflammation sont nuisibles.

Après ces considérations générales, Bérard et Denonvilliers[1] expliquent ainsi le processus qui préside à la réunion par première intention.

Les lèvres de la plaie étant mises en contact, il se développe un certain travail phlogosique, sous l'influence duquel la lymphe plastique est sécrétée. Celle-ci s'épanche alors entre les surfaces vulnérées et les réunit comme une sorte de colle. Au bout de deux, trois ou quatre jours, l'organisation se révèle dans ce blastème par la présence d'un grand nombre de vaisseaux qui, ramifiés à l'infini, se continuent avec les capillaires sanguins qui appartiennent aux deux lèvres de la plaie.

Plus tard, on voit l'organisation du nouveau produit se modifier peu à peu ; il devient plus dense, moins vasculaire, et prend les caractères du tissu fibreux.

Enfin, ou bien cet état d'induration persiste, ou bien le tissu de cicatrice revêt une organisation plus ou moins analogue à celle des tissus au milieu desquels il s'est développé.

« Alors, ajoutent les auteurs du *Compendium* [2], s'opère dans

---

[1] *Loc. cit.*, pag. 307.
[2] *Loc. cit.*, pag. 308.

la masse nouvelle une transformation lente, une sorte d'élaboration en vertu de laquelle la cicatrice, en recevant un complé-
ment d'organisation, prend une texture celluleuse entre deux
couches de tissu cellulaire ; musculaire entre les deux bouts d'un
muscle, tendineuse entre les deux extrémités coupées d'un tendon ; nerveuse entre les nerfs ; osseuse entre les os, etc., etc. ;
de sorte qu'il finit par devenir très difficile, sinon impossible, de
retrouver les vestiges de l'ancienne solution de continuité. »

Cette doctrine de la réunion immédiate, telle qu'elle était conçue par Bérard et Denonvilliers, et telle que nous venons de
l'exposer, est une image fidèle de la doctrine huntérienne. On y
retrouve, en effet, les points les plus essentiels de cette doctrine :
l'inflammation comme cause déterminante, la formation d'un
produit nouveau désignée sous la dénomination nouvelle de
lymphe plastique ; enfin l'organisation de cette lymphe par la
genèse spontanée de vaisseaux au sein du blastème.

Elle fut acceptée par la plupart des chirurgiens, et Jobert de
Lamballe, en fidèle partisan de Hunter, ne put que l'adopter.

Cependant, à cette époque, à l'occasion du Concours d'agrégation qui eut lieu à la Faculté de Médecine de Paris, Deville
refusa de reconnaître pour vraie la doctrine de l'inflammation
adhésive et crut devoir conclure que la cicatrisation des plaies
constituait une fonction particulière servant de transition entre la
nutrition et l'inflammation.

Deville admet cependant que la cicatrisation est toujours produite par la lymphe plastique. Ignorant son origine, il dit qu'elle
est caractérisée par la présence de la fibrine, liquide doué de la
propriété si merveilleuse de s'organiser quand il est coagulé et
mis en contact avec des surfaces vivantes.

Après avoir reconnu[1] que la nature peut employer les mêmes
phénomènes dans les cas d'inflammation et de cicatrisation, il
ajoute qu'on ne saurait admettre cependant que ces deux fonc-
tions soient semblables et conclut en ces termes : « *A priori*,

[1] *Loc. cit.*, pag. 50.

la cicatrisation paraît être une fonction *sui generis*, bien isolée, indépendante ; *a posteriori*, le plus grand nombre de faits observés confirme cette prévision, contre laquelle s'élèvent encore quelques arguments en petit nombre, mais qu'on ne peut ni ne doit négliger. »

Ainsi, au milieu du XIX° siècle, la doctrine de la réunion immédiate était encore aussi vague et présentait autant de *desiderata* que du temps de Hunter.

La division était complète entre les deux Écoles qui représentaient la science médicale.

L'École de Montpellier, fidèle à son origine hippocratique, comprenait le processus adhésif ainsi que l'avait défini John Bell. Un de ses agrégés, le docteur Lafosse[1], avait même cru devoir considérer la cicatrisation des plaies comme une fonction particulière, dont la cicatrice était le produit, et avait combattu la doctrine de l'inflammation adhésive, en argüant qu'il n'était pas plus possible de la reconnaître qu'on ne reconnaissait des inflammations digestives, sécrétoires, etc.

L'École de Paris, plus positive, avait compris immédiatement toute l'importance de la doctrine de l'inflammation adhésive, et s'y était ralliée. Malheureusement, le dédain et le délaissement des recherches microscopiques, qu'expliquait l'imperfection des instruments, n'avait pas permis aux chirurgiens d'aller au-delà des phénomènes visibles à l'œil nu, et, tout en connaissant mieux que Hunter, grâce aux recherches hématologiques d'Andral et Gavarret, et de Becquerel et Rodier, les principes du sang, ils avaient dû, comme le chirurgien anglais, expliquer la cicatrisation des plaies par une extravasation de lymphe plastique, la coagulation de ce produit et son organisation. Nous devons reconnaître cependant que, mieux inspirés que Hunter, ils avaient compris que les vaisseaux seuls, par leur action sur la lymphe, ne pouvaient pas fournir à ce liquide les propriétés plastiques et régéné-

---

[1] *Histoire de la Cicatrisation, de ses formations, et des considérations pathol. et théoriques qui en découlent.* Concours pour agr. Montp., 1836.

ratrices qui le caractérisaient, et avaient alors admis une intervention toute particulière des tissus intéressés eux-mêmes.

Quelle était la nature de cette action des vaisseaux ? Comment
les tissus intervenaient-ils dans le processif adhésif ?

C'étaient là des questions qu'il ne leur était pas possible de
résoudre. Nous verrons bientôt que les recherches microscopiques
pouvaient seules permettre de soulever le voile devant lequel
s'arrêtait le regard des chirurgiens et des physiologistes.

En attendant, l'ouvrage que fit paraître Lebert[1] vint éclairer
d'un jour nouveau la doctrine de la cicatrisation des plaies, telle
qu'elle était comprise à cette époque, en signalant d'une part la
présence de globules particuliers au sein du blastème exsudé, et
en expliquant scientifiquement les phénomènes de l'exsudation
fibrineuse.

Comme tous les auteurs que nous avons signalés, Lebert admet
que le processus adhésif est sous la dépendance d'un état inflammatoire, et se trouve conséquemment caractérisé d'abord par les
troubles circulatoires, que les physiologistes anglais et lui-même
ont pu observer au microscope, et qui peuvent se résumer ainsi :
1º Consécutivement à l'irritation, il y a contraction des vaisseaux capillaires et accélération du cours du sang ; 2º Peu à peu,
le cours du sang se ralentit, par suite de la dilatation des capillaires, et enfin le sang s'arrête complétement dans les vaisseaux
irrités. « Lorsque la gêne de la circulation capillaire, ajoute-t-il[2],
est arrivée à une stase sanguine un peu étendue et prolongée, les
vaisseaux se débarrassent par transsudation d'une partie de leur
contenu liquide, qui ne renferme encore aucune parcelle de globules, si ce n'est un peu de matière colorante du sang dissous.
Il n'y a encore aucun globule ; ceux qu'on y remarque se forment
après que le liquide a été exsudé à travers les vaisseaux, ce liquide pouvant être considéré comme leur blastème. »

Cette exsudation, ajoute Lebert, n'est qu'un premier degré,
suivi bientôt d'un épanchement qui se fait dans les interstices des

---

[1] *Physiologie pathologique.*
[2] *Loc. cit.*, pag. 29.

organes et qui renferme de la fibrine coagulable mêlée avec d'autres éléments liquides du sang.

La réunion par première intention, d'après Lebert, est due à des extravasations absolument semblables à celles qui apparaissent dans les tissus enflammés. « Des extravasations analogues [1], dit-il, se forment dans la guérison des plaies par première intention ; une matière fibrino-albumineuse est épanchée entre les bords de la plaie; par sa viscosité et sa coagulabilité, elle colle provisoirement les parties séparées, et la réunion devient définitive par les nouveaux vaisseaux d'anastomoses qui la traversent bientôt. »

Au sein de ce blastème, apparaissent des globules granuleux qui se montrent sous l'aspect de corpuscules arrondis, sphériques, formés d'une enveloppe transparente et d'un contenu granuleux, et présentant dans leur intérieur un ou deux noyaux. Ces globules se forment spontanément dans le blastème.

Quant aux vaisseaux, Lebert admet que leur formation a toujours lieu d'une manière centrifuge, et qu'elle se fait, soit par la dilatation des vaisseaux existant à l'état normal, mais trop fins pour laisser passer des globules sanguins, soit par de nouveaux arcs vasculaires capillaires qui se forment par l'impulsion augmentée du sang contre les vaisseaux existants.

Ainsi qu'on le voit, la doctrine de Lebert peut se résumer en ces quelques mots : Il se constitue par exsudation un blastème fibrineux qui sert d'abord à opérer mécaniquement l'adhésion des lèvres de la plaie; au sein de ce blastème et par genèse directe, naissent des éléments globulaires parfaits. Enfin l'organisation de ce blastème et la solidification définitive des substances épanchées, fournissent les éléments du tissu qu'il faut régénérer.

Cette doctrine allait bientôt être infirmée par les travaux de quelques savants français et surtout de ceux de l'École allemande. Nous allons voir, en effet, en étudiant la doctrine de la réunion par première intention, telle qu'elle est considérée pendant la période contemporaine, que les éléments cellulaires qu'avait signalés Lebert, jouent un rôle bien plus important que celui qu'il leur assignait.

---

[1] *Loc. cit.*, pag. 30.

PÉRIODE CONTEMPORAINE

A l'exemple de Wilson Philips, de Thompson, de Ch. Hastings et de Kaltenbrunner, qui avaient surtout étudié les modifications que subissaient les capillaires dans les parties enflammées, Lebert avait porté toute son attention sur les phénomènes vasculaires, et n'avait fait des expériences que sur des tissus abondamment pourvus de vaisseaux. De là, l'importance exclusive qu'il accorda aux troubles vasculaires dans le processus inflammatoire ; de là, la doctrine de la réunion par première intention, telle qu'il l'a conçue et qui consiste essentiellement, ainsi que nous l'avons vu plus haut, dans la production d'un blastème fibrineux exsudé des vaisseaux, et au sein duquel naissent, par génération spontanée, des éléments globuleux.

L'École Allemande suivit une voie absolument opposée et choisit, comme champ d'expériences et de recherches microscopiques, les tissus dépourvus de vaisseaux. Elle a été ainsi entraînée à considérer les troubles nutritifs qu'éprouvent les éléments cellulaires comme jouant dans le processus inflammatoire un rôle tout à fait prépondérant, sinon exclusif. — De là, comme conséquence immédiate des travaux allemands, la substitution, dans le processus adhésif, de la doctrine cellulaire à la doctrine vasculaire, et l'effacement des doctrines de Hunter et de Lebert devant la nouvelle conception doctrinale des physiologistes modernes.

Le caractère essentiel que présentent les doctrines contemporaines et ce qui les distingue le plus des doctrines que nous avons eu à faire connaître jusqu'ici, c'est le rôle important attribué à la cellule, hier encore inconnue ou méconnue, et considérée aujourd'hui comme un acteur puissant dans les phénomènes de nutrition, de développement, et de genèse.

Aussi, avant d'exposer les doctrines qui s'appuient sur l'élément cellulaire, pensons-nous qu'il est absolument nécessaire que nous en fassions connaître la constitution, telle qu'on la

comprend aujourd'hui, et surtout que nous recherchions quel est
son mode d'origine ; nous verrons en effet que ce mode d'origine, différemment compris par Virchow et par Robin, a servi de
base à la doctrine de la réunion par première intention, que
chacun de ces savants physiologistes a cru devoir adopter.

L'élément cellulaire, d'après Schwann[1], qui copia les travaux de
Schleiden sur la cellule végétale, était composé d'une membrane
d'enveloppe, d'un contenu plus ou moins liquide, d'un noyau ;
enfin d'un ou de plusieurs nucléoles inclus dans l'intérieur
du noyau.

Remak[2], Reicher, Virchow, Kölliker, et la plupart des histologistes, adoptèrent cette définition, modifiée depuis par Max
Schultze[3], qui démontra que la notion de la cellule ne comprend
que deux choses, celle d'un noyau et celle d'un protoplasma, dont
l'ensemble constitue le plasma cellulaire.

D'après Schultze[4], quand la cellule présente une paroi propre,
on doit considérer cette enveloppe comme une production plus
accessoire qu'essentielle, car elle n'existe pas dans les cellules de
l'embryon et ne prend pas part à la reproduction de nouvelles
cellules, ce que font seuls le noyau et le protoplasma.

Ce fait de l'existence de la cellule sans paroi distincte et unique-
ment composée d'un noyau entouré d'un protoplasma, avait été
déjà signalé et décrit par Coste[5], en 1845 ; mais il n'a été bien
connu et accepté que depuis la publication du travail de Schultze,
en 1861.

Recklinghausen, Kühne, L. Beale, adoptèrent cette définition

---

[1] Schwann ; *Mikroscopische Untersuchungen über die Uebereinstim-
mung in der Structur und dem Wachsthum der Thiere und Pflanzen.*
Berlin, 1839.

[2] Remak ; *Ueber extracellulare Entstehung Thiere-Zellen und die
Vermehrung derselben durch Theilung und über Entsteh. der Binde-
geweben, in Muller's Archiv.*. 1852.

[3] M. Schultze ; *Ueber Muskelkörperchen*, etc. *Archiv für Anat. und
Physiolog.* Berlin, 1881, pag. 1.

[4] *Das Protoplasma der Rhizopoden und Pflanzensel.*, 1865.

[5] *Compte rendu des séances de l'Académie des Sciences.* Paris, 1845,
in-4, tom. XXI, pag. 1372.

de la cellule ; Robin[1] lui-même, tout en reprochant à Schultze d'avoir exagéré l'inportance de ce fait, a admis aussi que presque toutes les espèces de cellules commencent par être des corps cellulaires sans parois propres, avec ou sans noyau. Aujourd'hui donc, pour tous les histologistes, la définition de la cellule se trouve ainsi réduite à une masse de protoplasma renfermant un noyau.

Chez l'homme, ces cellules initiales ne se retrouvent que dans le sang (globules blancs) et dans les éléments qui sont soumis à une rénovation continue. Chez l'embryon, au contraire, elles forment la masse totale, et elles ont ainsi mérité d'être désignées sous le nom de cellules embryonnaires.

Comment naissent ces cellules ?

A cette question l'École Allemande, représentée par Remak, répond par la théorie du développement continu ; et l'École Française, représentée par Robin, par la théorie de la substitution.

Remak accepta la constitution de la cellule, telle que l'avait définie Schwann, mais refusa d'admettre la formation libre de l'élément cellulaire dans un blastème générateur. Il enseigna que toute cellule dérivait d'une cellule préexistante et considéra l'ovule comme la cellule mère de toutes les autres cellules animales.

Quand un ovule a été fécondé, le noyau ou vésicule germinative se divise en deux, et chacune de ces matières entraîne, en s'en revêtant, la partie correspondante du contenu granuleux ou vitellin. Par suite, chacune de ces sphères vitellines munies d'un noyau, subit la même division dichotomique et donne ainsi naissance à de nouvelles sphères, qui elles-mêmes se multiplient d'une façon identique pendant un certain temps. De telle sorte qu'il arrive un moment où le contenu de l'ovule est métamorphosé en une quantité considérable de jeunes cellules qui viennent se

---

[1] Robin ; *Cellule*, in *Dict. encycl. des Sciences médicales*, 1373, tom. XIII, pag. 614.

tasser à la périphérie et s'appliquer à la face interne de la membrane vitelline. Ainsi se trouve formé le blastoderme ou membrane embryonnaire, qui se divise bientôt en trois feuillets uniformément constitués eux-mêmes par des cellules.

D'après Remak, c'est aux dépens de ces cellules, et toujours par un mécanisme dont la segmentation est le caractère essentiel, que naissent toutes les cellules animales.

Robin [1], dès l'année 1849, formula la théorie de la substitution pour expliquer la genèse des éléments cellulaires. Depuis cette époque, il est resté fidèle à cette théorie, qui explique ainsi le développement des éléments anatomiques :

1° Dans l'œuf, les éléments des tissus transitoires ou cellules embryonnaires se forment par segmentation du vitellus, d'où résulte la naissance de l'embryon.

Parmi ces cellules embryonnaires, les unes, celles qui constituent la couche superficielle du feuillet séreux, du blastoderme seulement, se métamorphosent, à la manière des cellules végétales, en éléments des produits (cellules de l'amnios, cellules épithéliales, etc.). Toutes les autres cellules embryonnaires se terminent par dissolution.

2° Dans les tissus de l'être formé :

A. Les éléments produits (épithélium, etc.) naissent à l'état de cellules, se forment de toutes pièces, et se métamorphosent directement en corne, ongles et autres produits ;

B. Les éléments des tissus fondamentaux (muscles, derme, etc.), ou tissus proprement dits, naissent par formation de toutes pièces, sans passer par l'état de cellules, ni se métamorphoser. Ils naissent dans le blastème résultant de la dissolution des cellules embryonnaires, ou dans celui que laissent exsuder les vaisseaux. Ce mode de formation de toutes pièces, par substitution aux cellules embryonnaires, est propre au règne animal.

---

[1] *Comptes rendus de la Société de Biologie*, pag. 189, 190 ; 1849.

Nous verrons plus loin que, fidèle à cette théorie, Robin a combattu la doctrine du développement continu, et a écrit que toute génération, soit physiologique, soit pathologique, consiste d'abord dans la production d'un blastème dont les principes sont fournis d'une manière immédiate par la substance même des éléments anatomiques.

Nous allons d'abord exposer la doctrine de Virchow.

DOCTRINE DE VIRCHOW.

Virchow accepta les idées de Remak sur la constitution et le mode de formation de l'élément cellulaire, et transporta dans les faits pathologiques les données fournies par cet histologiste sur le développement physiologique.

De même que pour Remak, en physiologie, toute cellule dérive d'une cellule préexistante, Virchow admet, en pathologie, que toute formation nouvelle de cellules ou toute néoplasie consiste dans un développement continu aux dépens des cellules existantes.

Mais ce qui caractérise le plus l'œuvre doctrinale de Virchow, c'est le rôle exclusif qu'il a attribué à l'élément du tissu connectif. Le premier, il a su en bien déterminer la nature et démontrer en même temps toute l'importance de son action au point de vue de la physiologie pathologique. Pour Virchow et pour les chirurgiens [1] qui ont accepté sa doctrine, les cellules du tissu conjonctif sont les éléments qui pour le bien, mais souvent aussi pour le mal de l'organisme, déploient une productivité qui dans certains cas le cède à peine à celle des infusoires. Ces cellules, par scission, en engendrent d'autres qui, sous le rapport de la forme aussi bien que de leur destination ultérieure, deviennent de véritables protées, car tous les tissus du corps : os, dents, épi-

---

[1] Morel ; *Traité élémentaire d'histologie humaine, normale et pathologie*. Paris, 1864.

Masse ; *De la cicatrisation dans les différents tissus*. Montpellier, 1866,

Billroth ; *Pathologie générale*, traduit par Culmann et Sengel. Paris· 1868, pag 75.

derme, muscles, etc., etc., peuvent se former à leurs dépens.
Ces cellules, enfin, seraient la dot apportée de la vie embryonnaire et peuvent être comparées aux cellules encore tout à fait
indifférentes qui précèdent le développement des tissus perma-
nents.

Disons aussi que Virchow, dans sa doctrine, a fait revivre le
dogme Broussaisien sur l'irritation, en accordant à l'irritation
cellulaire toute l'importance que le professeur de Paris attribuait
à l'irritation vasculaire. Comme Broussais, il a admis que l'irritation est commune à tous les tissus, cette irritabilité pouvant
être fonctionnelle, nutritive et formatrice.

Comme conséquence immédiate de sa doctrine, Virchow considère l'inflammation et la réunion par première intention, qui
en dépend, comme essentiellement caractérisées par une irritation formatrice qui, agissant d'abord sur le tissu et les éléments cellulaires dont il se compose, les fait augmenter de volume et se multiplier. Les vaisseaux et les nerfs n'interviennent
que d'une manière indirecte.

Aussi, à l'encontre de l'école de Lebert [1], qui n'admettait
l'inflammation que dans les tissus vasculaires, l'École Allemande
a-t-elle promulgué cette loi : Après une irritation, il se passe des
phénomènes identiques dans les tissus dépourvus de vaisseaux
et dans les tissus vasculaires.

Ces phénomènes sont les suivants : 1o augmentation dans
le volume de l'élément cellulaire ; 2o prolifération de la cellule,
c'est-à-dire qu'il se fait un développement de nouvelles cellules,
soit par bourgeonnement, soit par scission, soit par formation
endogène.

Dès-lors, ces cellules de nouvelle formation, qui présentent
tous les caractères des cellules embryonnaires, peuvent, suivant
le caractère de l'irritation, son intensité et la quantité de matériaux nutritifs qui leur sont fournis, suivre deux voies différentes : ou bien elles s'organisent pour constituer un tissu em-

---

[1] Follin ; *Traité de Pathologie externe*, tom. I.

bryonnaire, ou bien ces éléments embryonnaires ne peuvent pas s'organiser et constituent alors des globules purulents.

Quant à la substance intercellulaire, elle tend à disparaître en éprouvant une sorte de fonte ou une absorption moléculaire, la prolifération cellulaire s'effectuant pour ainsi dire à ses dépens.

Ainsi, d'après l'École Allemande, quand une cellule entre en prolifiération, elle donne naissance à des cellules embryonnaires ou indifférentes. Celles-ci, si l'irritation cesse ou est lente, reviennent à leur état primitif, en reconstituant le tissu généra-teur; si l'irritation persiste ou est trop intense, le tissu généra-teur est complètement détruit, les cellules embryonnaires de-viennent inaptes à constituer un tissu définitif, et forment le pus.

Dans la réunion par première intention, des phénomènes identiques apparaissent ; d'après Virchow, en effet, elle est carac-térisée par une irritation formatrice des éléments cellulaires du tissu conjonctif.

Il faut seulement, pour que la réunion puisse se faire, que le tissu conjonctif des surfaces traumatiques soit en voie de prolifération, d'accroissement, et sans excitation trop forte. Ces conditions existant, voici comment on doit comprendre le pro-cessus adhésif :

Les parties étant réunies, le contact des tissus provoque une excitation qui s'ajoute à celle déjà produite par le traumatisme. Le tissu conjonctif est irrité, ses éléments s'hypertrophient, leur noyau devient globuleux et se montre entouré d'un protoplasma granuleux qui tend à prendre la forme globuleuse ; enfin, des phénomènes de prolifération se manifestent. Dans les surfaces mêmes de la plaie et autour d'elles, dans une étendue variable, l'hypergénèse marche avec rapidité, et bientôt se trouvent ainsi formées de jeunes cellules en très grand nombre, et présentant tous les caractères des cellules embryonnaires. Leur volume est celui des globules blancs du sang, leur forme est arrondie, et elles jouissent de mouvements amœboïdes.

En même temps que ces modifications cellulaires apparais-sent, la substance intercellulaire ou fondamentale subit une sorte de fonte et tend à disparaître, de telle sorte qu'il arrive un moment où les cellules, multipliées à l'infini, se sont substituées à la substance intercellulaire, et qu'il n'existe plus entre les surfaces vulnérées qu'une substance demi-liquide ou gélatineuse, essentiellement composée de cellules embryonnaires, et qui se confond des deux côtés de la plaie avec le tissu conjonctif qui lui a donné naissance.

Par une solidification rétrograde, cette substance demi-liquide prend une consistance de plus en plus grande; elle soude les lèvres de la plaie, elle se vascularise, et la réunion est assurée.

Plus tard encore, les cellules plasmatiques, arrondies, s'allongent, deviennent fusiformes, poussent des prolongements en forme de petits canaux ; après leur réunion, la nutrition devient commune, le plasma chemine de part et d'autre, et bientôt les vaisseaux qui bourgeonnent des deux côtés vascularisent le tissu de cicatrice et s'anastomosent entre eux. Dès-lors, la réparation est accomplie.

Ainsi se réparent, d'après Virchow et son école, toutes les solutions de continuité. Quel que soit le tissu lésé, c'est toujours le tissu conjonctif qui prolifère et qui seul comble, au début, toutes les pertes de substance. On le retrouve, en effet, dans toutes les régions du corps, soit comme élément principal, soit comme élément accessoire, et tout traumatisme vient le frapper.

Plus tard, à ce phénomène de réparation, caractérisé par la production d'un tissu connectif jeune, succède un second temps qui comprend la régénération des éléments autres que le tissu conjonctif. C'est ainsi que le tissu spécial lésé se substitue lentement au tissu fibreux, et que les nerfs, les os, etc., se régénèrent.

DOCTRINE DE ROBIN.

Fidèle à la doctrine de la substitution, qu'il avait émise en **1849**, Robin[1] n'a voulu admettre ni la doctrine de Hunter, ni

---

[1] Robin ; *Génération des éléments anatomiques*, in *Jour. d'anat. et de physiol.* Paris, 1864.
Leçons sur les subst. amorphes et les blastèmes. Paris, 1868.
Des éléments anatomiques. Paris, 1868.

la doctrine du développement continu des **Allemands**. D'après lui, la réunion par première intention doit être considérée comme essentiellement caractérisée par la production d'un blastème au sein duquel apparaissent, par génération spontanée, des noyaux fibro-plastiques d'abord, puis des fibres lamineuses et des capillaires.

Il repousse [1] la doctrine de Hunter, parce que les phénomènes de la cicatrisation par première intention n'ont aucun des attributs qui caractérisent l'inflammation. Il y a production d'un blastème et génération d'éléments anatomiques ; or, la cause de l'apparition de ce blastème ne saurait être l'inflammation, car du blastème est déjà produit avant que celle-ci ait eu lieu. La production du blastème, la génération et le développement des éléments qui y naissent, n'ont été confondus par Hunter avec l'inflammation adhésive que parce qu'il ne connaissait pas ces éléments anatomiques, et qu'il ne pouvait pas conséquemment considérer la nutrition, la naissance et le développement comme étant des propriétés de ces mêmes éléments.

Robin combat aussi la doctrine de l'École Allemande.

D'après lui [2], les expressions : irritabilité et irritation nutritive, fonctionnelle, plastique, formatrice des cellules, ne représentent qu'une conception ontologique, une entité, une création de l'esprit par laquelle on attribue à la substance organisée une propriété qu'elle n'a pas ; il ajoute que les propriétés de nutrition, de développement, de génération, de contractilité, d'innervation, sont les seules propriétés élémentaires qui, dynamiquement, caractérisent la substance organisée. — Il n'y en a pas de plus générale, et c'est en vain qu'on voudrait prétendre que la nutrition, le développement, la reproduction, la contractilité et l'innervation ne sont que des modes divers de l'irritabilité. L'irritation nutritive, l'irritation formatrice et l'irritation fonctionnelle sont des illusions au même titre que l'entité générique, l'irritabilité.

---

[1] Robin ; *Blastèmes*, in *Dict. encycl. des Sciences médicales*. Paris, 1868, tom. IX, pag. 598.

[2] *Ibid.*, pag. 579

Enfin, d'après Robin, il n'est pas possible d'admettre que tout élément anatomique dérive d'un élément anatomique préexistant. L'apparition des individus nouveaux d'une même espèce d'éléments, tant par scission que par gemmation d'éléments déjà individualisés et d'une configuration déjà nettement déterminée, loin d'être un fait général, reste bornée à un nombre restreint d'espèces et de circonstances particulières en ce qui regarde ces espèces. La segmentation et la gemmation sont donc des cas particuliers, des phénomènes d'évolution ou de développement d'une partie déjà existante, ayant pour résultat, soit l'individualisation en éléments anatomiques figurés de substances déjà produites, soit la reproduction d'éléments déjà individualisés par scission ou nés par genèse ; mais ils ne caractérisent nullement la production proprement dite.

Pour Robin, la notion de blastème est corrélative à celle de genèse normale et accidentelle d'éléments anatomiques, cette dernière n'ayant pas lieu sans la mise en liberté de principes immédiats, servant de matériaux à l'individualisation des parties élémentaires nouvelles.

Comme on le voit, Robin considère le blastème autrement que ne le faisait Lebert, et au lieu de lui assigner comme mode d'origine une exsudation fibrineuse à travers les capillaires, il le regarde comme étant essentiellement composé des principes fournis d'une manière immédiate par la substance même des éléments anatomiques. — « Les principes des blastèmes, écrit Robin [1], sont fournis d'une manière immédiate par la substance même des éléments anatomiques, entre lesquels ou à la surface desquels ils apparaissent, qui préexistent à leur production, mais non par le plasma sanguin. » Il ajoute que le plasma n'intervient que d'un manière indirecte dans la formation des blastèmes, et que le rôle des capillaires se réduit au don et à l'abandon endosmo-exosmotique de principes nutritifs, sans modification de ceux-ci. Les principes immédiats qui constituent

---

[1] *Loc. cit.*, pag. 573.

les blastèmes et aux dépens desquels naissent les éléments anatomiques, subissent un degré d'élaboration de plus, celui qu'ils éprouvent de la part des éléments préexistants qu'ils fournissent.

Le blastème, ainsi compris et défini par Robin, diffère essentiellement des parties élémentaires avec lesquelles il a été confondu, telles que le liquide intercellulaire du protoplasma, le suc nourricier, les plasmas ; on ne doit pas non plus le confondre avec la fibrine coagulée, ou épanchée, ou infiltrée.

En présence d'une plaie récente, il suffit, d'après Robin [1], de comparer sa disposition en mince couche continue sur les surfaces vulnérées, à la distribution des capillaires dans les tissus intéressés, pour admettre : 1° Que les éléments de ces tissus autres que les capillaires laissent exsuder directement ce blastème dont ils ont emprunté les principes aux réseaux sanguins qui les avoisinent ; et 2° Que le blastème ne vient pas directement des capillaires.

Il résulte de là, ajoute-il, que non-seulement il doit varier d'un individu à l'autre, selon l'état du sang et des tissus dans une même région, mais aussi selon la nature des divers tissus intéressés par la plaie à la surface de laquelle il est versé.

La réunion par première intention est essentiellement caractérisée par la production et l'organisation du blastème ainsi exsudé. Voici du reste comment, d'après la doctrine de Robin, on doit comprendre le processus adhésif.

La réunion des surfaces vulnérées ayant été faite et parfaitement maintenue, les éléments des tissus intéressés laissent exsuder un blastème qui se présente d'abord à l'état d'une substance liquide, devenant bientôt demi-liquide. Posé sous le microscope, il se montre à l'état d'une matière homogène, déjà parsemée de fines granulations moléculaires, la plupart grisâtres et d'autres jaunâtres, graisseuses. Bientôt, dans ce blastème et à ses dépens, naissent des noyaux embryoplastiques d'abord,

[1] *Loc. cit.*, pag. 596

des fibres lamineuses et des capillaires, qui se prolongent entre les éléments dont il vient d'être question. « Ce fait, continue Robin [1], lorsqu'il a lieu dans le blastème interposé aux deux surfaces d'une plaie qui ont été amenées au contact l'une de l'autre, caractérise d'une part ce qu'on entend par passage du blastème à un état d'organisation plus avancée, et d'autre part ce qu'on nomme la réunion ou cicatrisation immédiate ou par première intention. Il y a, en effet, juxtaposition molécule à molécule de chaque surface de la plaie avec le blastème qui les tapisse, et qui non-seulement est visible sur les tissus coupés, mais encore à une certaine profondeur entre les extrémités tranchées de leurs éléments. Dès-lors, les éléments qui naissent rapidement à l'aide et aux dépens de ce blastème, presque contigus les uns aux autres dès le début de leur apparition, établissent une union intime entre les deux parties divisées, union dont la solidité est en rapport avec la quantité des éléments anatomiques de nouvelle génération qu'on trouve toujours dans ce blastème presque dès le début de sa production. »

Robin ajoute que l'union des éléments anatomiques juxtaposés a pour résultat la constitution d'un tissu cicatriciel originel d'autant plus mou et d'autant plus friable, qu'un plus grand nombre de ces éléments reste encore à l'état de noyaux ; d'autant plus résistant, qu'un plus grand nombre d'entre ceux-ci est déjà devenu le centre de la génération d'éléments ayant forme de fibres, qu'un plus grand nombre de capillaires s'est produit. A cet égard, il admet que ces vaisseaux se forment par des prolongements en culs-de-sac de certains points de la paroi des capillaires les plus voisins du tissu coupé, qui, venant de chaque surface de la plaie, se rencontrent et s'anastomosent.

Plus tard, ce tissu cicatriciel originel subit un travail de résorption en même temps qu'ils se fait une génération d'éléments anatomiques nouveaux complètement développés. Dès ce moment seulement, la réunion immédiate est assurée.

Les doctrines que nous venons d'exposer n'ont pas échappé

---

[1] *Loc. cit.*, pag. 597.

elles-mêmes à la loi commune et ont été modifiées sous l'influence des progrès incessants de la science.

Ainsi, celle de Robin n'a pu que subir le contre-coup des attaques dirigées contre la doctrine des hétérogénistes et ne compte aujourd'hui que très peu de partisans. A ce titre, nous pouvons citer Ordonez, Feltz (de Strasbourg), Onimus et Legros, qui, combattant pour la génération spontanée, n'ont pas pu la défendre victorieusement contre les expériences de Pasteur, de Lortet et de Ranvier.

Quant à la doctrine de Virchow, elle est reconnue vraie dans son principe, mais elle est considérée aussi comme trop exclusive, depuis les travaux de Connheim, de Schmidt et de Chalvet.

Parlons d'abord des travaux de Connheim [1].

Pendant les troubles circulatoires qui caractérisent toute irritation au début, les globules blancs du sang qui, à l'état physiologique, cheminent déjà avec beaucoup de lenteur et en roulant en quelque sorte contre la tunique interne du vaisseau, s'arrêtent et s'accumulent contre les parois. C'est à ce moment que Connheim a vu se produire un phénomène qui consiste dans le passage des globules blancs au travers des parois capillaires, et leur pénétration dans le tissu circumvoisin ; il a été ainsi amené à considérer ces leucocytes émigrés comme des cellules viables et pouvant conséquemment remplir le rôle attribué par Virchow au corpuscule du tissu connectif [2].

Connheim n'admet, en effet, ni la théorie cellulaire telle que l'a conçue le professeur de Berlin, ni la génération spontanée. D'après lui, toutes les cellules embryonnaires qui apparaissent à la surface des plaies ne sont pas autre chose que des globules

---

[1] *Ueber Entzündung und eiterung* (*Archiv. de Virchow*, XL, *Canstatt*, 1867.

Ueber das Verhalten der fixen bindegewebs Körperchen bei der Entzündung (*Sur l'état des corpuscules fixes du tissu conjonctif dans l'infl.* *Virchow's Archiv.*, tom. LIV, 1869).

[2] Heurtaux ; *Inflammat.*, in *Diction. de Médec. et de Chirurg. pratiques*, tom. XVIII, 1874.

blancs du sang qui ont traversé les parois capillaires à la faveur de leurs mouvements amœboïdes.

Ce fait, signalé par Connheim, a été contrôlé par un certain nombre d'histologistes. Ainsi Hayem[1], Vulpian, Hoffmann[2] et Recklinghausen[3] ont reconnu le passage des leucocytes au travers des parois capillaires. Seulement, tout en admettant que les cellules embryonnaires peuvent reconnaître pour origine l'émigration des globules b'ancs du sang, ces physiologistes font, dans le processus adhésif, une très large part à la prolifération des éléments cellulaires du tissu conjonctif.

Nous devons dire aussi que Wywodzoff[4], étudiant les phénomènes de la cicatrisation par première intention, a admis, non pas seulement la prolifération des globules blancs du sang, mais aussi cello des globules rouges, qui, d'après lui, peuvent jouer le rôle de cellules viables. Pour cet auteur cependant, c'est encore la prolifération des éléments cellulaires du tissu conjonctif qui prédomine.

Schmidt et Chalvet ont surtout cherché à connaître quel était le rôle de l'exsudat dans le processus adhésif ; c'est ainsi qu'ils ont su démontrer que ce rôle était bien autrement important que celui que lui avait reconnu Virchow.

Nous avons vu plus haut que le professeur de Berlin, entraîné par ses recherches microscopiques, avait considéré le corpuscule du tissu conjonctif comme le seul agent de la prolifération cellulaire ; d'après lui, les vaisseaux de la région irritée ou blessée ne se développaient qu'afin de pouvoir fournir un surcroît de matériaux nutritifs au travail néoplasique, et il n'était pas possible d'admettre la formation d'un exsudat fibrineux.

---

[1] *Note sur la suppuration étudiée sur le mésentère, la langue et le poumon de la grenouille (Gazette médicale de Paris*, 1870, pag. 41).

[2] Hoffmann ; *Zür Theorie der Entzündung (Bayer œrzte Intellig.* Bd. n. 32, 1860.

[3] Recklinghausen ; *Eiter und Bindegewebshorperchen*, in *Virchow's Archiv.*, tom. XXXVIII, 1863.

[4] Wywodzoff ; *Étude expérimentale des différents phénomènes qui se passent dans la cicatrisation des plaies par première intention*, in *Journ. d'anat. et de physiol. normale et pathol. de l'homme et des animaux de Charles Robin*, 1868, pag. 130.

« Il n'existe aucun fait, a-t-il écrit [1], qui prouve la possibilité de l'épanchement de substance fibrineuse du sang, ni l'exsudation dans le parenchyme ou à la surface des organes, lorsque la tension du sang est augmentée, ou bien lorsque les conditions du courant sanguin sont changées. »

D'après les recherches de Schmidt [2], il est prouvé aujourd'hui que l'exsudation n'est pas seulement un fait constaté dans le processus adhésif, mais qu'elle est appelée aussi à lui prêter un concours puissant et très utile.

D'après ce physiologiste, tous les exsudats renferment une substance dite fibrinogène qui, combinée avec la globuline de la substance fibrino-plastique du sang et d'autres tissus, constitue la fibrine telle que nous la connaissons à l'état coagulé. Il faut des proportions déterminées de substances fibrinogène et fibrino-plastique pour représenter la fibrine.

Schmidt considère comme probable que tous les tissus solides ou fibreux sont produits et entretenus par la substance fibrinogène du sang, laquelle est précipitée sous la forme solide autour des cellules par le contenu de ces dernières, et métamorphosée en substance fibrino-plastique. Les cellules posséderaient aussi une vertu spécifique qui ferait que dans tel endroit le produit de la coagulation prendrait les caractères de la fibre musculaire, et en tel autre ceux du tissu conjonctif.

Chalvet [3], par ses expériences, est venu confirmer la doctrine de Schmidt, en ce qui concerne l'action qu'exercent les tissus sur les produits de l'exsudation. Appelant plasmine liquide ce que l'auteur allemand a désigné sous le nom de substance fibrinogène, Chalvet a prouvé que ce sont les principes fournis par le tissu connectif qui jouissent de la propriété de transformer cette plasmine liquide en plasmine concrescible ou fibrine.

---

[1] *Pathologie cellulaire*, pag. 136.
[2] Al. Schmidt ; *Ueber den Faserstoff und die Ursachen seiner Gerinnung.* (De la fibrine et des causes de sa coagulation. *Arch. für Anat. und Physiol.*, 1861, pag. 545, 587, 675, 721, 862, 428, 495, 533, 564.)
[3] Chalvet ; *Physiologie pathologique de l'infl.* Paris, 1869.

« Prenez, dit-il, deux échantillons de sérosité d'un vésica-
toire, d'une thoracentèse ou d'un ascite ; mêlez à l'un de ces
échantillons de même poids une égale quantité de macération
fraîche de tissu conjonctif dans de l'eau ordinaire : vous trouve-
rez toujours un poids beaucoup plus considérable de plasmine
concrète dans la sérosité traitée par la macération du tissu
fibreux. Si l'on prend le tissu induré qui entoure un phlegmon
pour faire la macération, le poids de la plasmine convertie aug-
mente encore. »

Chalvet conclut en disant que ce sont les matériaux fournis
par les tissus enflammés et surtout les principes du tissu conjonctif qui ont le pouvoir de transformer la plasmine liquide en plasmine concrescible ou fibrine.

Ces recherches physiologiques ne pouvaient que modifier la
doctrine de la réunion par première intention, car elles ne faisaient pas seulement ressortir l'importance du phénomène de
l'exsudation, mais elles donnaient aussi l'explication scientifique
et expérimentale des modifications subies par l'exsudat au contact des tissus irrités. Aussi voyons-nous les chirurgiens modernes, moins exclusifs que leurs prédécesseurs, adopter une doctrine où la prolifération cellulaire et les troubles circulatoires
sont considérés comme apportant également un concours utile au
processus.

C'est ainsi que Billroth [1], qui avait d'abord adopté la doctrine
de Virchow, se montre converti par les recherches de Schmidt.

« Je n'attachais autrefois, dit-il [2], aucune importance à cette
substance conjonctive fibrineuse qui dans la guérison par première intention est située entre les bords de la plaie et dans leur
épaisseur ; j'en considérais même l'existence comme fort dou-
teuse. Mais une thèse soutenue à Halle par A. Jahn, sur la guérison par première intention, et surtout les travaux sus-mention-
nés de Schmidt, m'ont fait revenir à l'examen de mes préparations

---

[1] *Éléments de Pathologie chirurgicale générale*, trad. par Culmann et
Sengel. Paris, 1868.

[2] *Loc. cit.*, pag. 77.

anatomiques, et je me vois bien forcé aujourd'hui de reconnaître l'existence d'une matière unissante, coagulée, que je considérais autrefois comme un simple caillot sanguin ; ce ciment
fibrineux se rencontre aussi sur les bords des plaies qui intéres-
sent les tissus privés de vaisseaux. »

D'après Billroth, il est indubitable qu'après une irritation, il se
passe des phénomènes identiques dans les tissus dépourvus de
vaisseaux et dans les tissus vascularisés ; mais on doit considérer
comme trop absolue l'opinion d'après laquelle le tissu réagit
d'une manière indépendante contre l'irritation, sans l'intervention des vaisseaux.

Il ajoute[1] que l'on peut se figurer, même dans les parties non
vascularisées du corps, une espèce de circulation qui sert à la
nutrition du tissu, un mouvement de va-et-vient des sucs à
travers les cellules et la substance inter-cellulaire, d'où résulte
un courant qui prend son point de départ dans les vaisseaux et y
retourne. Une destruction partielle d'un tel tissu peut également
produire une stase dans ce courant, réagir immédiatement
sur les vaisseaux les plus rapprochés, y provoquer une dilatation
et une exsudation, absolument comme si la lésion avait eu lieu
dans un tissu vasculaire ; la seule différence résiderait dans
l'éloignement plus considérable des vaisseaux. Aussi, recherchant
pourquoi les cellules du tissu se multiplient si considérablement
sur les bords d'une plaie, et quelles sont les parties sur lesquelles
l'irritation agit directement. « Pour répondre brièvement à ces
questions, dit Billroth[2], nous dirons que les observations mention-
nées plus haut nous font supposer : d'une part, que le tissu lui-
même est excité à une activité cellulaire exagérée par l'influence
directement irritante de la lésion, mais que la dilatation vasculaire et l'exsudation qui en dépend secondent puissamment
d'autre part cette activité cellulaire et jouent pour le moins un
rôle important dans toute la série des phénomènes qui s'obser-
vent dans l'inflammation aiguë... »

---

[1] *Loc. cit.*, pag. 81.
[2] Pag. 82.

Plus récemment encore, le professeur Panas[1], étudiant la cicatrisation, a écrit qu'il fallait considérer l'hypergénèse interstitielle et la vascularité des parties périphériques comme étant les deux phénomènes fondamentaux de tout travail adhésif.

D'après lui[2], la cicatrisation est essentiellement caractérisée par la prolifération du tissu conjonctif, mais l'évolution néoplasique qui en dépend ne peut pas se faire en dehors de l'action des vaisseaux. Elle exige, en effet, certaines conditions de chaleur et d'humidité sans lesquelles le travail organique reste stérile et incomplet.

Pour Panas, la lymphe plastique est fournie par la liquéfaction de la substance fondamentale du tissu conjonctif, et se présente sous la forme d'un liquide sirupeux, jaunâtre ou grisâtre, contenant les cellules et noyaux engendrés par la prolifération des cellules plasmatiques. Il ajoute seulement que le plasma de la lymphe ne reconnaît pas cette unique origine, et qu'il suffit de songer à la grande quantité de lymphe plastique épanchée entre les deux fragments d'un os ou entre les bouts fortement rétractés d'un tendon, pour comprendre qu'il faut de toute nécessité faire la part du plasma du sang qui vient s'y déverser. Panas admet donc l'intervention de l'exsudat, mais en faisant cette réserve : c'est que le liquide exsudé, avant de s'épancher à la surface de la plaie, passe par les canalicules plasmatiques et y subit des modifications spéciales. « A l'appui de cette dernière manière de voir, écrit-il[3], on doit songer que le liquide transsudé directement par les vaisseaux est une espèce de sérosité incapable de subir, comme la lymphe, une organisation ultérieure. Ce qui en effet, caractérise celle-ci, c'est que placée dans des conditions favorables elle fournit les matériaux nécessaires à la multiplication et à l'accroissement des éléments cellulaires, en même temps que, reprenant sa consistance première, elle concourt à la reproduction de la matière fondamentale ou amorphe du tissu

---

[1] *Dictionn. de Méd. et de Chirurg. prat.*, art. *Cicatrisation*, tom. VII, pag. 587 et seq.

[2] *Loc. cit.*, pag. 592.

[3] *Loc. cit.*, pag. 588.

cicatriciel, qui dans cet état n'est autre chose que du tissu cellulaire jeune. »

Aujourd'hui la plupart des chirurgiens se sont ralliés à la doctrine telle que l'ont comprise Billroth et Panas.

Pour nous, après l'étude que nous venons de faire, voici comment nous comprenons le processus qui caractérise la réunion par première intention.

Quand une incision a traversé un tissu de haut en bas, que l'hémorrhagie a été arrêtée et que les deux lèvres de la plaie ont été exactement mises en contact l'une avec l'autre, le premier phénomène produit consiste dans un arrêt de la circulation dans les capillaires intéressés par le traumatisme. De là, nécessité pour le sang de passer par des voies collatérales, et conséquemment une pression artérielle plus forte et variant d'intensité suivant que les voies supplémentaires de la circulation dite collatérale sont plus ou moins nombreuses ; enfin, comme résultat immédiat de cet excès de pression, la dilatation des vaisseaux, l'amincissement de leurs parois et l'exagération de l'exsudation physiologique du plasma sanguin.

En même temps que ces troubles vasculaires, on voit apparaître des modifications dans les éléments du tissu, ces modifications reconnaissant pour cause l'action irritante du traumatisme et probablement aussi l'imbibition séreuse exagérée à laquelle sont soumises les cellules. C'est ainsi que dans les surfaces mêmes de la plaie et autour d'elles, dans une étendue qui varie de 1/2 millimètre à 4 ou 5 millimètres, les corpuscules du tissu conjonctif s'hypertrophient, les noyaux deviennent globuleux et se montrent entourés d'un protoplasma granuleux ; bientôt les noyaux présentent tous les degrés possibles d'un étranglement plus ou moins complet et se divisent en entraînant dans leur division une partie de leur protoplasma. Chacune de ces cellules se divise à son tour, et l'on assiste ainsi à une hypergénèse qui marche avec rapidité et détermine la formation d'un grand nombre de cellules présentant les caractères des cellules embryonnaires, jouissant comme ces dernières de

mouvements amœboïdes, et pouvant dès-lors se contracter et
envoyer des prolongements tantôt dans tel sens, tantôt dans tel
autre. Douées même d'une locomotion individuelle, d'après
Recklinghausen[1], ces cellules peuvent s'échapper des fentes du
tissu conjonctif ouvertes du côté des surfaces de la plaie, s'accu-
muler entre ces deux surfaces ou pénétrer dans les surfaces
opposées, et préparer ainsi l'application des lèvres de la plaie.

Pendant ce temps, la substance intercellulaire s'est ramollie
et s'est fondue, pour ainsi dire, pour faire place aux éléments
cellulaires que nous avons vus provenir de la prolifération des
corpuscules du tissu connectif. Ainsi se trouve constituée, entre
les deux surfaces de la plaie, une substance demi-liquide,
gélatineuse, composée de cellules embryonnaires et d'une matière unissante intercellulaire, formée elle-même par la liquéfaction de la substance fondamentale du tissu et par l'exsudat
fibrineux, résultat des modifications subies par la sérosité
épanchée, dès la première heure, au contact des éléments
cellulaires en voie de prolifération.

Déjà, à ce moment, l'adhésion est suffisamment forte pour
que les bords de la plaie n'aient plus besoin d'être soutenus par
des points de suture. Cependant elle ne saurait suffire, et il est
nécessaire, pour assurer la réunion par première intention, que
l'exsudat fibrineux subisse un degré d'organisation plus avancé,
par l'adjonction de vaisseaux capillaires.

Ces vaisseaux sont toujours une émanation des capillaires
préexistants et ne se forment jamais que consécutivement à la
prolifération cellulaire. Ils naissent par une sorte de bourgeonnement des parois, les cellules qui constituent celles-ci fournissant,
par leur multiplication, les éléments nécessaires à la constitution
des nouveaux vaisseaux. Rindfleisch[2], Mayer[3] et Platner pensent

---

[1] Recklinghausen ; *Ueber Eiter und Bin legewebskörperchen.* (*Du pus et
des corpuscules du tissu conjonctif.*) *Archiv. für pathologic. Anatomie,*
vol. XXVIII.

[2] Rindfleisch ; *Traité d'Histologie pathologique,* trad. par F. Gross.
Paris, 1873.

[1] Mayer ; *Ueber die Neubildung von Blutgefassen in plastischen Exsu-
daten seröser Membranen und in Stantwunden.*

cependant que les cellules embryonnaires de nouvelle formation peuvent concourir à constituer les parois des vaisseaux nouveaux.

Quand la vascularisation du nouveau tissu est ainsi faite, le tissu connectif jeune est constitué. Dès-lors l'agglutination des surfaces vulnérées est à jamais assurée et la réparation du tissu lésé est un fait accompli. En un mot, la réunion par première intention est faite.

Plus tard, à ces premiers phénomènes de réparation succèderont d'autres phénomènes qui auront pour but la régénération du tissu. Quelquefois seulement le tissu conjonctif jeune, qui s'est transformé en tissu fibreux, reste définitivement dans cet état, et la fonction des organes lésés peut ainsi être à jamais compromise.

En résumé, sous l'influence de l'irritation produite par le traumatisme, il survient dans les tissus divisés un trouble de nutrition qui se manifeste d'abord par la formation d'un exsudat séreux devenant bientôt fibrineux au contact des éléments conjonctifs en voie de prolifération et par l'hyperplasie cellulaire; ainsi se constitue une substance gélatineuse, composée de cellules embryonnaires en très grande quantité, et d'une matière unissante que forment la substance fondamentale liquéfiée et l'exsudat fibrineux. Les deux surfaces de section se trouvent ainsi confondues et agglutinées.

La réparation n'est complète que lorsque, par la concrétion de l'exsudat et la production de vaisseaux capillaires, cette substance s'est transformée en un tissu connectif, qui unit dès-lors intimement les deux surfaces vulnérées.

Nous terminerons ici la tâche que nous nous étions imposée, et dont le but était de montrer comment, au contact des acquisitions incessantes de la science, la doctrine de la réunion par première intention s'était modifiée et transformée.

Aujourd'hui, grâce aux progrès accomplis, les chirurgiens ne discutent plus sur la nature phlogosique ou non phlogosique du travail adhésif. L'inflammation [1] n'est plus, en effet, considérée comme une entité morbide et est définie un trouble de nutrition pouvant, suivant les circonstances, servir à la réparation des solutions de continuité, ou bien aboutir à la destruction des tissus.

Grâce aux conquêtes incessantes que nous devons aux études histologiques et aux expériences physiologiques, le suc nourricier des anciens, la lymphe coagulante de Hunter, la lymphe plastique des chirurgiens de la première moitié de ce siècle, sont devenues cette substance gélatineuse, d'une nature plus complexe, et à la genèse de laquelle concourent la cellule et le plasma sanguin ; la première, après un travail de prolifération qui la ramène à l'état embryonnaire ; le second, après les modifications chimiques que lui fait subir le contact des corpuscules du tissu connectif irrité.

Hyperplasie cellulaire et formation d'un exsudat fibrineux : tels sont en effet les deux phénomènes fondamentaux du processus adhésif. Nous les considérons même comme solidaires l'un de l'autre, car il nous paraît difficile d'admettre que le travail réparateur qui doit servir à combler la perte de substance puisse s'effectuer en dehors du concours de l'un d'eux. Sans doute, les lésions cellulaires priment les troubles circulatoires, mais elles ne sauraient apparaître sans le concours de certaines conditions favorables de chaleur et d'humidité, que seules la circulation et l'innervation, qui la domine et la dirige, peuvent lui procurer.

De même que dans le règne végétal, toute graine, pour germer et fructifier, a besoin non pas seulement d'un sol favorable mais aussi de certaines conditions d'humidité et de température, de même, dans le règne animal, toute cellule ne peut s'hypertrophier et proliférer, afin de concourir à l'édification d'un tissu réparateur, sans certaines conditions de chaleur, d'humidité, et surtout sans les matériaux nutritifs que les vaisseaux seuls peuvent lui fournir.

---

[1] Béhier et Hardy.

[2] Heurtaux ; *loc. cit.*

Aussi remarque-t-on que la réunion par première intention est surtout facilement obtenue dans les tissus les plus vasculaires, le tissu cellulaire par exemple. Au contraire, dans les tissus qui ne sont que très indirectement sous la dépendance de la circulation et dont la nutrition y est par cela même très obscure, on observe que la prolifération cellulaire est lente et n'aboutit souvent qu'à la destruction du tissu.

Du reste, il n'est pas un seul chirurgien qui n'admette que les blessés qui sont robustes, bien nourris et placés dans les conditions atmosphériques les plus favorables, sont ceux chez lesquels la réunion immédiate peut être le plus efficacement tentée. C'est là encore une preuve indéniable de l'action vivifiante et réparatrice du sang.

Enfin, sans définir autrement la nature du processus adhésif, nous admettons que l'irritation produite par le traumatisme est la cause immédiate de tous les mouvements hypernutritifs qui le caractérisent.

Vita est in motu, dit un ancien adage que les recherches micrographiques modernes sont venues confirmer, en montrant que les premiers éléments de notre organisme, ceux que l'on retrouve chez l'embryon et dans les tissus en voie de rénovation, sont doués de mouvements propres et incessants. Nous savons aussi que, chez l'adulte et à l'état physiologique, la nutrition est surtout caractérisée par une rénovation moléculaire continue des éléments cellulaires, auquel les capillaires apportent les principes immédiats servant à l'assimilation. De là, des échanges continus, un mouvement organique incessant qui est évidemment régi par le système nerveux, et qui constitue et entretient la vie dans l'organisme.

Quand une plaie est produite et que les désordres organiques ne sont pas trop considérables, ainsi qu'il arrive quand l'homme de l'art est intervenu avec le couteau ou le bistouri, il suffit de mettre exactement en contact les deux lèvres de la plaie, pour que des phénomènes d'hypernutrition apparaissent.

La vie, fouettée pour ainsi dire par le traumatisme, se montre alors plus active ; de là, cet afflux plus considérable de matériaux nutritifs et cette prolifération cellulaire, qui rappellent les phénomènes observés pendant le développement embryonnaire et qui aboutissent à la formation d'un tissu nouveau et réparateur.

INDEX BIBLIOGRAPHIQUE

HIPPOCRATE. — De ulceribus, edit. Foesio. Genève, 1657.

CELSE. — De re medica, édit. de J. Vallart. Parisiis, 1772.

ARCHIGÈNE.—In Græc. Chirurg., édit. Cocchi. Florence, 1754.

GALIEN. — Meth. medic., edente Chartier. Lutetiæ, 1649.

A PARÉ. — Méthode de traiter les plaies faites par arquebuses. Paris, 1545. OEuvres ; Paris, 1628.

MAGATUS. — De rara medicatione vulnerum, 1616.

GARENGEOT.— Traité des opérations de chirurgie. Paris, 1720.

LECAT. — Prix de l'Académie de Chirurgie, tom. I.

PIBRAC.—Mémoires de l'Acad. de Chirurgie, tom. II, tom. IV.

J.-L. PETIT. — Traité des maladies chirurgicales et des opérations qui leur conviennent. Paris, 1766, tom. III.

SHARP. — Recherches critiques sur l'état présent de la chirurgie, 1750.

ALANSON. — Manuel pratique de l'amputation des membres, trad. par Lassus. Paris, 1784.

JOHN HUNTER. — OEuvres complètes, trad. par Richelot. Paris, 1840, tom. III.

JOHN BELL. — Traité des plaies, ou considérations théoriques et pratiques sur les maladies, trad. par Estor. Paris, 1825.

ASSALINI. — Manuele di chirurgia. Discorso primo, 1812.

PELLETAN. — Clinique chirurgicale de Paris, 1810, tom, III.

SABATIER. — Médecine opératoire, 2ᵉ édit. Paris, 1810.

MAUNOIR.—Thèse de concours pour le professorat. Montpellier, 1812.

J.-P. ROUX. — Relation d'un voyage fait à Londres en 1814, ou parallèle de la chirurgie anglaise et de la chirurgie française. Paris, 1815.

RICHERAND. — Nosographie chirurgicale, édit. 1821. Paris.

DELPECH. — Mémoire sur la pourriture d'hôpital. (Mémoires de l'Institut, 1825.) — Précis des maladies réputées chirurgicales, 1815. — Mémorial des Hôpitaux du Midi et de la Clinique de Montpellier, 1830, tom. II·

THOMPSON. — Traité médico-chirurgical de l'inflammation, trad. par Jourdan. Paris, 1817.

KALTENBRUNNER. — Recherches expérimentales sur l'inflammation. (Répertoire général d'anat. et de physiol. pathologiques de Breschet. Paris, 1827.)

SERRE. — Traité de la Réunion immédiate. Paris, 1830.

SANSON. — De la réunion immédiate des plaies, de ses avantages et de ses inconvénients. (Th. concours. Paris, 1834.)

BÉRARD et DENONVILLIERS. — Compendium de Chirurgie, 1845, tom. I.

BOUISSON. — Tribut à la Chirurgie, tom. I.

LAFOSSE. — Histoire de la cicatrisation, de ses modes de formation, et des considérations pathologiques et thérapeutiques qui en découlent. (Th. concours. Montpellier, 1836.)

DEVILLE. — Des différents modes de réunion et de cicatrisation des plaies. (Th. concours. Paris, 1847.)

COURTY. — De la réunion immédiate et des meilleurs moyens d'assurer la réunion après les grandes opérations. (Montp. médic., tom. VI, 1861.)

JOBERT. — De la réunion en chirurgie. Paris, 1865.

SÉDILLOT. — Traité de méd. opérat., 4ᵉ édit. Paris, 1865, tom. I.

KÜSS. — De la vascularisation et de l'inflammation. Strasbourg, 1846.

LEBERT. — Physiologie pathologique. Paris, 1845.

VIRCHOW. — Pathologie cellulaire.

ROBIN. — Compte-Rendu de la Société de Biologie, 1849. — Génération des éléments anatomiques (Journal d'anatomie et de physiologie). Paris, 1864. — Leçons sur les substances amorphes et le blastème. Paris, 1866. — Des éléments anatomiques. Paris, 1868. — Blastème. (Dict. Encyclopédique des Sciences médicales. Paris, 1868, tom. IX. pag. 598.)

MOREL. — Traité élémentaire d'histologie normale et pathologique. Paris, 1864.

MASSE. — De la cicatrisation dans les différents tissus. Thèses Montp., 1866.

CONNHEIM. — Ueber Entzündung und Eiterung. (Archiv. de Virchow, XL ; Canstatt, 1867.) — Ueber das Verhalten der fixen Bindegewebs Körperchen bei der Entzündung. (Sur l'état des corpuscules fixes du tissu conjonctif dans l'inflammation. (Virchow's Archiv, tom. LIV, 1869.)

HAYEM. — Note sur la suppuration étudiée sur le mésentère,

la langue et le poumon de la grenouille. (Gazette médicale de Paris, 1870.)

WYWODZOFF. — Étude expérimentale des différents phénomènes qui se passent dans la cicatrisation des plaies par première intention. (Journal d'anatomie et de physiologie normale et pathologique de l'homme et des animaux, de Ch. Robin, 1868, pag. 130.)

AL. SCHMIDT.— Ueber den Faserstoff und die Ursachen seiner Gerinnung. (De la fibrine et des causes de sa coagulation.) Archiv. für Anat. und Physiol., 1861 et 1862.

CHALVET. — Physiologie pathologique de l'inflammation. Paris, 1869.

BILLROTH. — Éléments de pathologie chirurgicale générale, trad. par Culmann et Ch Sengel. Paris, 1868.

HEURTAUX. — *Inflammation*. (Dictionnaire de Médecine et de Chirurgie pratiques, tom. XVIII, 1874.)

PANAS. — *Cicatrisation*. (Dictionnaire de Médecine et Chirurgie pratiques, tom. VII, pag. 387.)

RINFLEISCH. — Traité d'histologie pathologique, trad. par F. Gross. Paris, 1873.

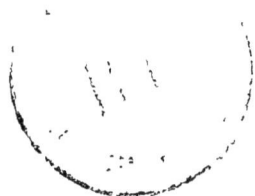

Camille COULET, Libraire-Éditeur

GRAND'RUE, 5, A MONTPELLIER.

Bertin (É.). De l'Embolie ; son étude critique ; par É. Bertin, professeur-agrégé à la Faculté de Médecine de Montpellier. 1 vol. in-8 de 500 pages,.. 8 fr.

Castan (A.). Traité élémentaire des fièvres ; par le Dr A. Castan, professeur-agrégé à la Faculté de Médecine de Montpellier, 2e édition, revue et augmentée. Montpellier, 1872, 1 vol. in-8 de 416 pages. 7 fr.
— Traité élémentaire des diathèses ; par le Dr A. Castan, professeur-agrégé à la Faculté de Médecine de Montpellier. 1867, 1 vol. in-8 de 468 pages................................. 6 fr.

Fuster (J.). Monographie de l'affection catarrhale, 2e édition, 1865. In-8.. 7 fr.

Grasset (J.) Traité pratique des maladies du système nerveux, par le Dr J. Grasset, professeur-agrégé à la Faculté de Médecine de Montpellier, 2me édition, revue et considérablement augmentée, avec 35 figures dans le texte, et 10 planches, dont 6 en chromo-lithographie et photoglyptie. Montpellier 1881, 1 vol. in-8 cavalier de 1100 pag......... 25 fr.
— Des localisations dans les maladies cérébrales ; par le Dr J. Grasset, professeur-agrégé à la Faculté de Médecine de Montpellier ; 3e édition, revue et considérablement augmentée, avec 6 planches lithographiées et 8 figures dans le texte. Montpellier, 1880, 1 vol. in-8,......, 9 fr.

Garimond (É.). Traité théorique et pratique de l'avortement considéré au point de vue médical, chirurgical et médico-légal ; par Émile Garimond, professeur-agrégé à la Faculté de Médecine de Montpellier, 1869. 1 vol. in-8 de 476 pag...................... 7 fr. 50.

Loret (H.) et **A. Barrandon**. *Flore de Montpellier*, comprenant l'analyse descriptive des plantes Vasculaires de l'Hérault, leurs propriétés médicinales, les noms vulgaires et les noms patois, et un Vocabulaire des termes de botanique, avec une carte du département. Montpellier, 1877, 2 vol. in-8....................... 12 fr.

Masse (E.). De l'influence de l'attitude des membres sur les articulations, au point de vue physiologique, clinique et thérapeutique, par le Dr E. Masse, professeur à la Faculté de Médecine de Bordeaux, troisième édition, revue et augmentée. Montpellier, 1880, 1 vol. in-4 de 226 pag., avec 18 planches et dessins intercalés dans le texte..... 10 fr.

Sabatier (A.). Anatomie comparée, comparaison des ceintures et des membres antérieurs et postérieurs dans la série des vertébrés, par le Dr Armand Sabatier, professeur à la Faculté des Sciences de Montpellier. Montpellier. 1880, 1 vol. in-4 de 457 pages, avec 9 planches gravées et lithographiées.................................. 20 fr.

Montpellier — Typogr Boehm et Fils.